4 filhos
um em cada braço,
um na barriga e
outro no pensamento.

Confissões de Mãe

Maria Mariana

Confissões de Mãe

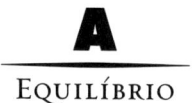

Equilíbrio

Copyright © Maria Mariana, 2009

Capa e projeto gráfico
Tita Nigrí

Assistente de design
Bárbara Coelho

Revisão
André Marinho

Produção editorial
Juliana Romeiro

Foto de capa
Milton Montenegro

Ilustrações pgs 1 e 24
Clara Maria

CIP-BRASIL. CATALOGAÇÃO-NA-FONTE
SINDICATO NACIONAL DOS EDITORES DE LIVROS, RJ
M286c

Mariana, Maria, 1973-
   Confissões de mãe / Maria Mariana. - Rio de Janeiro : Agir, 2009.

ISBN 978-85-220-1011-0

1. Mariana, Maria. 2. Maternidade - Aspectos psicológicos. 3. Mãe e filhos. 4. Amor materno. I. Título.

09-1064.   CDD: 306.8743
                  CDU: 316.812.1-055.26

Texto estabelecido segundo o Acordo Ortográfico da Língua Portuguesa de 1990, em vigor no Brasil desde 2009.

Todos os direitos reservados à
AGIR EDITORA LTDA. – Uma empresa Ediouro Publicações S.A.
Rua Nova Jerusalém, 345 – CEP 21042-235 – Bonsucesso – Rio de Janeiro – RJ
Tel.: (21) 3882-8200 Fax: (21) 3882-8212/8313

Sou grata:
A Deus, por ter encontrado em minha vida meu companheiro André. Que sem ter posto nem uma palavra, escreveu comigo este livro. Grata pelo carinho, amor e amizade sempre presentes nesta nossa caminhada juntos.

No teatro chamaria de PRÓLOGO, aqui vou chamar de PRÓLOGO também....

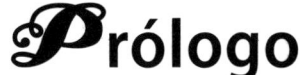

ANTIGO DIÁRIO
27 anos

Hoje completo um mês de namoro com André. Chegou quem eu estava procurando. E agora? Estou amando...

Tô encantada com a chegada do Dr. André na minha vida.

Eu atriz, ele médico cardiologista. Quem diria? Fui fazer um curso de meditação intensiva para ver se me encontrava, e encontrei ele! Ontem, com aquelas mãos quentes sobre a minha barriga, ele perguntou: Vamos ter um filho?

Na minha voz, um sim rápido e certo. No coração: medo, desejo, alegria.

UM MÊS E POUCO DEPOIS

Tô me sentindo péssima. Uma angústia tão forte apertando o peito... O que está acontecendo comigo? Resolvi questionar tudo de uma hora pra outra? Por quê? Deve ser depressão! Um sono... sem fim!!! Me sinto distante de todos, até de mim mesma. Só quero dormir... Comer e dormir...

Das duas, uma: ou tem alguma coisa muito errada acontecendo comigo, ou alguma coisa muito certa!!! Será que???

Grávida!!! Sem dúvida! Tive certeza antes de fazer o exame de sangue! A presença do tal hormônio coriônico gonadotrófico é positivamente embriagante.

Estava diante de uma grande aventura. Não sabia como, mas suspeitava que com a maternidade poderia atravessar um portal, passar para outra realidade. A verdade é que vivia, naquela época, uma síndrome de Peter Pan às avessas! Os que olhavam de fora não conseguiam descolar de mim aquela imagem adolescente, que confessa tudo e topa todas! E examinando por dentro, eu me via uma velha senhora, olhando o mundo com um enorme tédio. Precisava mudar, transformar, amadurecer! Estava em busca de uma nova caminhada... Conheci até um grupo de pessoas que tinham feito o Caminho de Santiago. Ora pensava em ter filhos, ora em sair caminhando para longe em busca de mim mesma. E no meu caminhar para dentro, com os filhos, encontrei o que buscava.

Encontrei Clara Maria no dia 11 de fevereiro de 2000. Seu nome veio logo nos primeiros meses de gravidez.

O PARTO DA CLARA
11 de fevereiro de 2000

Era marinheira de primeira viagem. Passei toda a gestação em função da barriga. Não foi possível fazer nem pensar em mais nada, só em Clara Maria!

Fiz aula de ioga para gestantes, meditava horas por dia e li toda a teoria que pude a respeito do parto. Lembro a primeira vez que assisti ao vídeo de uma mulher parindo. Que emoção forte circulou por dentro de mim! Além de todas as pesquisas que comprovam os benefícios para a saúde da mãe e do bebê, o parto natural me atraia de forma arrebatadora, inexplicável. Como uma necessidade do meu corpo, do meu espírito. Via no parto natural a possibilidade de vencer a "batalha final". De mostrar para todos e para mim mesma quem, na verdade, sou. Desejava o parto natural com todo o meu ser. Tinha urgência de possuir esta vitória.

Mas, apesar das buscas, cheguei ao parto despreparada. Não tinha a dimensão da grandeza daquele momento. Não sabia o quanto a mulher está só durante o trabalho de parto. No íntimo, alimentava a fantasia de que, para mim, não doeria tanto. A verdade é que estava afundada num poço de prepotência, contava com a vitória! Era a hora do meu show!

Já com quase 41 semanas de gestação, era imensa a ansiedade de ver começar o trabalho de parto. Pleno verão. Enquanto esperava André, dei quatro voltas rápidas num quarteirão do Leblon. À noite senti uma pressão diferente.

No dia seguinte pela manhã, um sangramento. Perdia o tampão. O médico perguntou: "Está feliz? É o trabalho de parto!" Foi bom lembrar, tinha me esquecido de ficar feliz, tamanho era o medo.

Só cheguei ao hospital à noite com as contrações mais frequentes e a dor mais intensa. Estava calma! Na sala de parto: médicos, enfermeiras, minha mãe, minha professora de ioga e, num canto, André.

Estava caminhando bem. As dores apertavam. A plateia aguardava o show. Com 7 centímetros de dilatação, o anestesista me ofereceu a solução mágica: ANESTESIA! As dores diminuiriam e tudo fluiria normalmente. Por que não? Resultado: com a anestesia, minhas contrações pararam e eu senti aquele conforto gostoso, fiz piadas, arrumei o cabelo. Viajei no calor alegre da vitória. Só que Clara ainda estava na barriga! E a verdade é que, uma vez plugada pela veia, eles fazem o que querem de você. Estimularam as contrações com remédios. Então começou meu show.

Já havia passado mais de 12 horas de trabalho de parto. Estava exausta e profundamente assustada, mas não via outro caminho: Clara tinha que nascer de parto normal! Se antes da anestesia já estava difícil administrar minhas emoções, depois, então, ficou impossível. A química anestesiou também o pouco que eu tinha de centro, de domínio. O medo ocupou todo o espaço e a fé, acanhada, se recolheu. A dor estimulada quimicamente vem sem avisar, vem cruel, vem fora do caminho natural.

Fui pega de surpresa por aquela dor-avalanche. Meus nervos se descontrolaram. Chorava e berrava como uma criança. Chamei mamãe, e só queria que tudo acabasse logo. Implorei pela cesárea em desespero e todos concordaram. Aquilo não estava natural!

Clara nasceu bem. Com seus lindos olhos azuis bem abertos! Demorei quase dois meses para me recuperar. Também levei um tempo para aceitar meu sentimento de frustração. A segunda seria diferente.

O PARTO DA LAURA
18 de fevereiro de 2002

Laura ficou duas semanas sem nome. Depois confirmamos, era a nossa Laurinha que tinha chegado.

Durante a gestação fugi do assunto parto, tamanho foi o trauma. Mas era evidente para mim o querer conseguir o parto natural. Sabia, agora ainda mais, o que esta vitória poderia me trazer de força, de autoconfiança. Tinha aquela imagem do parto natural de cócoras e a força primitiva da mulher aparecendo, gravada em algum lugar na memória. Sabia que tinha esta força dentro de mim.

Quando chegou perto dos nove meses, o querer vencer e o medo de passar por tudo outra vez deram um nó na minha cabeça. Fui fazer terapia. Um tipo que se chama renascimento. A terapia foi fundamental. Trabalhando também com a respiração, pude rever sentimentos ligados ao meu próprio nascimento, que foi através de uma cesariana. Dizem que eu estava sentada. A terapeuta me pediu que escrevesse como gostaria que as coisas acontecessem. Faria tudo diferente. E fiz. Laura nasceu de parto normal.

Entrei em trabalho de parto à tarde. O sinal veio num restaurante cheio, onde senti uma irritação aguda, quase uma claustrofobia. Tive que sair correndo. Chegando em casa, não deu outra: barriga dura, dura, e dores. Fui para o hospital com bastante calma. Mudei de hospital, queria um cenário novo, para contar uma nova história. E continuei com a mesma equipe. Ótimos médicos. Mas desta vez a sala de parto estava bem diferente.

Só eu e meu companheiro, num quarto com luz suave. Os médicos na sala ao lado, vinham examinar e saiam. Foi lindo. Para nós, foi mais significativo do que nossa cerimônia de casamento. Um momento para conhecer profundamente um ao outro. Conhecer forças e fraquezas. Um momento de confirmação da nossa união. Uma prova concreta da força do nosso amor, superando as dificuldades. Um aprendizado de como ser companheiro e companheira.

Penso que, no momento de dar à luz, aparece a luz. A luz superior. E vê quem pode. Durante o trabalho de parto, podemos sentir Deus. E a nós mesmos diante Dele.

Eu sabia da importância de me concentrar. Resolvi, então, só escutar a voz do André, que com bastante sensibilidade foi uma parteira e tanto. Guiou meus pensamentos. Não deixava minha lógica ficar terrena. Falava para mim de Nossa Senhora. Me deu uma medalhinha nas mãos, pediu que eu falasse com a Mãe Divina! Entregasse a Ela o trabalho de parto, e rezasse. Minha educação racional sempre me fechou para esse tipo de demonstração de fé, mas, depois do nascimento da Laura, meus pudores acabaram.

Sinto que o que André fez de mais importante foi confiar verdadeiramente em mim. Ele tinha a certeza de que eu conseguiria. Essa certeza foi um braço forte no qual me segurei.

O maior aprendizado que tive no parto da Laura foi a respeito do poder da palavra. Sempre que eu dizia alguma coisa negativa, do tipo: "Esse neném não vai sair. É impossível!", André me mandava repetir a frase: "Esse neném já vai sair, sim! É possível." No início me senti meio ridícula, mas depois descobri nas palavras um apoio, um caminho. Se a dor estava forte, eu dizia baixinho: "Eu vou conseguir! Minha filha já vem!" Se o medo embolava na garganta, dizia: "Eu tenho força, eu posso, está tudo bem!" E, claro, dirigia boas palavras a Laura. E ele também.

Depois de 10 centímetros já dilatados, quando é preciso fazer força em cima da dor, pedi para tomar um pouco de anestesia. Desta vez, foi na hora e na dose certa. Laura nasceu logo depois.

Existe um mistério na hora que nasce o neném. Com a Laura, foi incrível. Estava tudo em andamento, nada acontecia diferente, só que repentinamente, como um vento mágico, uma forte certeza cresceu em toda a equipe ao mesmo tempo. Começamos a dizer: "Vai nascer, é agora! Ela está vindo! Prepara que vai nascer!" E nasceu Laurinha!!!

Eu me senti muito bem, realizada, feliz, mulher! Me senti vitoriosa, completa, forte, plena, pronta! Por esse sentimento que tenho em mim, vale qualquer dor. O parto natural é um presente! Uma bênção!

O PARTO DO GABRIEL
21 de fevereiro de 2004

Eu queria, sempre quis, ser mãe de um menino. Engravidei para ter o menino e mereci tê-lo. Gabriel é um amor. Seu nome veio durante o trabalho de parto.

Ao sermos mães de uma menina, damos início a um trabalho de identificação. À medida que a menina cresce e vai mostrando quem é, vamos compreendendo: "Ela é diferente, e como amo seu jeito..." De forma suave, o amor revela sua potência.

Ao sermos mães de um menino, tomamos um tamanho susto! Logo ao nascer, ainda tonta, vem a clareza: "Ele é outro, que chegou agora e já amo tanto!!!"

Pra uma recém-chegada menina, olhamos um pedaço de nós mesmas. Para nosso recém-chegado macho, olhamos para ELE! O tal! Cheio de personalidade e formas! Que nos provoca intensos sentimentos. Um barato!

No parto de Gabriel eu estava em paz. A presença da dor não conseguia competir com a alegria de receber um tão amado filho aqui na Terra. Foi uma delícia. Desta vez, precisei menos de André, estava mais inteira. Tive o auxílio de Roberto Carlos. Levei para a sala de parto e até para o centro cirúrgico um aparelho de som com um CD de músicas inspiradíssimas do Rei, falando de Jesus de Nossa

Senhora. A qualquer ameaça do pensamento negativizar, me concentrava na voz do Rei.

Também tomei anestesia depois dos 10 centímetros dilatados. Mas gostaria de não ter tomado. Gabriel era grande e custou a sair. Percebi o quanto a anestesia mexeu com os meus nervos, pode tirar da mulher o domínio de si, um perigo.

Para que eu tivesse ido até o fim sem anestesia era preciso um ambiente mais propício. Quando entrei naquele centro cirúrgico gelado, sem lugar para me aconchegar, sem clima para transcender o pensamento, eu medrei! A dor estava crescendo e pedi logo anestesia. Que este livro possa auxiliar as mulheres a escolher o parto natural e assim contribuir de alguma forma também para que, no futuro, venham a existir lugares realmente apropriados para uma mulher parir.

O PARTO DA ISABEL
8 de fevereiro de 2007

O parto da Isabel me trouxe grandes ensinamentos. Venho ainda trabalhando esta questão para digerir o que me aconteceu naquele dia.

Seu nome veio de um sonho que minha sogra teve. Assim que chegou aos meus ouvidos, senti — seria este o seu som: Isabel!

Tive Isabel com outra equipe médica. Passei por uma gravidez de intensos medos e muita insegurança. O parto em si não me amedrontava. Meu pensamento ficou ocupado em como administrar quatro filhos. Isso me deixava muito preocupada.

Depois de uma cesárea e dois partos normais, sentia conhecer o caminho. Engano meu! Quando se trata de parto, cada um é sempre o primeiro.

Tenho uma amiga que fez o parto em casa, com muito sucesso. Quase tive coragem para fazer o mesmo. Quase...

Eu estava extremamente tranquila. O médico ficava nervoso com a minha calma. Cheguei ao hospital à 1h da manhã, as dores foram se intensificando... Até que dormi, num intervalo de contração. Acordei com a bolsa rompendo. Tudo muito intenso e rápido. Senti então um medo enorme! Pude ouvir novamente meu choro estridente, como o de uma criança. Mas o que me assustava não era apenas a dor. Eu me sentia em perigo, desguarnecida! Entrei em pânico! Implorei pela anestesia! Como se realmente nunca tivesse passado por aquela experiência. Ela nasceu bem, e rápido.

Fui para o quarto, percebi que sangrava mais que normalmente. Logo em seguida, uma sensação de desmaio. Tive uma atonia uterina. A musculatura uterina não contraiu. Fiz uma cirurgia às pressas para tirar parte do útero e assim estancar a hemorragia. Depois de dez bolsas de sangue, e muito estresse, me afastei dos riscos! Tive uma recuperação lenta, com intensa anemia. Que lição! Lição que estudo todos os dias, para ver se um dia aprendo.

Onde eu achei que estava a dificuldade, não estava. Isabel é a criança mais doce e fácil de cuidar que já vi. Um anjo. Um espírito maduro, equilibrado, que tem me dado a maior força.

Com a chegada da Isabel, mudou muita coisa para todos na família. Depois de quase ter perdido a vida, ganhei uma vida melhor. E sempre me lembro do parto da Isabel, tirando da memória respostas para algumas situações.

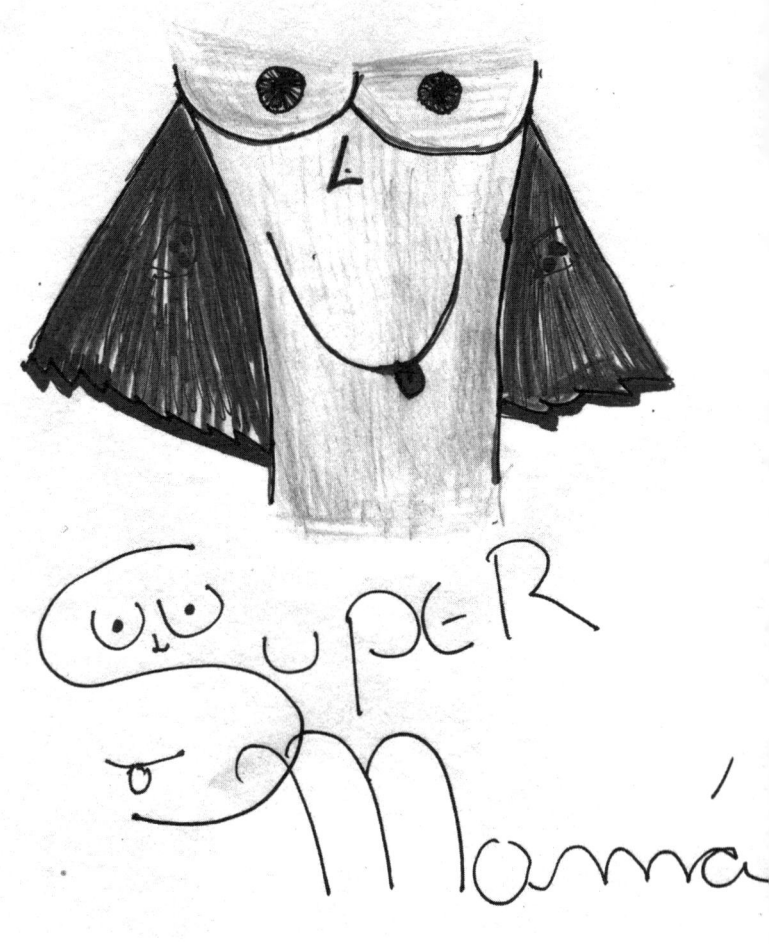

Clara, Laura, Gabriel e Isabel:
No momento em que cada um de vocês nasceu, o sentimento melhor do mundo tomou conta de mim.
É um temporal de carinho dentro do meu coração.
Carinho sem fim.
Que quanto mais entrego, mais recebo.
Com amor,
Mãe.

Meus passarinhos, meus filhinhos, meus amores... Preciso escrever uma carta para vocês...

Filhas, meu pensamento vai lá na frente e imagino vocês jovens mulheres, perto de experimentar as maravilhas que a maternidade proporciona. Fico emocionada! São rosas em botão, ainda, que aos poucos vêm desabrochando, descobrindo os desafios de ser mulher... Preciso explicar algumas coisas importantes, que vocês não entenderiam agora. Escrevo, então. E escrevo para você também Gabriel, meu tão amado menino, para que venha a nos conhecer melhor.

Quando chegar o momento da maternidade na vida de vocês, quero estar firme e forte, aconselhando, esclarecendo como uma boa vovó faz. Mas, fico examinando... Hoje vejo, sinto na pele, a grandeza deste lugar de mãe. E daqui a vinte anos, como será? O tempo! O tempo tudo transforma. Preciso escrever já. Deixar registrados os conhecimentos que venho adquirindo. E mesmo que eu ainda tenha a mesma clareza daqui a vinte anos, será que vocês serão capazes de me escutar? Filhos crescem e alguns ficam surdos aos conselhos dos pais, essa é a verdade. Quero auxiliar vocês a serem boas mães, felizes. Quero que o Gabriel seja um bom pai. Quero lindos netos! Preciso escrever. Preciso das palavras certas.

Quem sabe lendo palavras, sem terem que me olhar nos olhos, sem procurarem críticas no timbre da minha voz, vocês venham a me compreender melhor. Quem sabe, lendo a palavra em preto e branco, vocês possam ver melhor o colorido que a maternidade tem?

Mas antes, que fique claro: respeito mãe gorda e magra, respeito mãe empresária e mãe dona de casa. Respeito as que são bravas demais e as que são mansas demais. Pra mim, não tem mãe certa e mãe errada. É uma história construída a dois, na qual cada um se merece. O trabalho da maternidade no coração de uma mulher é tão sério, tão sério... tão profundo. Um trabalho divino! Só quem sabe o porquê das provas é o Grande, o Professor. Por isso, o aviso: respeito toda mulher que teve coragem para ser mãe, mesmo aquelas que não conseguem ser. Respeito.

Mas aprendo através da dor na minha pele o caminho correto. Vejo o melhor caminho para uma mãe seguir.

Caminho no qual ainda luto todos os dias para ir me firmando. Tenho minhas certezas. Tenho o meu exemplo, minha história. Esta que quero deixar escrita para vocês. E que um dia vocês construam as suas. Têm desde já o meu respeito.

Quando eu devo ser mãe? Quando e... como? Como e.... por quê?

Tantas perguntas...
Já tenho meu jeito de responder.
Já tenho vocês, que clarearam tudo pra mim.
"Quando?" é uma poderosa pergunta, traz com ela o início da longa caminhada de aprendizados que é a maternidade. Esta pergunta, mesmo sem resposta, transforma a menina em uma jovem mulher.

Qual a hora certa para assumir a maior responsabilidade que uma pessoa pode ter na vida? Enfim, qual a hora certa para pôr mais um ser humano na Terra? Qual a hora certa para marcar uma entrevista com o Criador, pedir, e receber Dele o direito de gerar, parir e educar? Trabalho para toda a vida: auxiliar um espírito, que já vem com a sua história, a compreender, aprender a se equilibrar nesta Terra. Grande tarefa. Quando?

Com certeza filha, a pergunta é: Quando encarar a maior responsabilidade que uma mulher pode ter aqui neste chão? Só que, graças à sabedoria divina, antes de ser mãe você não saberá a dimensão dessa responsabilidade. Ela é sentida na pele, é uma compreensão que só chega através dos olhos do filho.

Filha querida, quando a hora chegar, virá um novo tempo para você. Tempo de chamar pra si essa responsabilidade.

Ter e educar um filho é uma tarefa insubstituível. Eu não poderei segurar essa para você. Ninguém que o dinheiro possa comprar, ninguém da família, ninguém neste mundo nem de outro planeta vai poder dividir com você esta responsabilidade.

Nem o pai?

A responsabilidade do pai é outra.
Cabe à mãe ensinar o filho a gostar e cuidar de si mesmo. Ensinamento simples e fundamental, difícil de assimilar. Cabe à mãe ensinar o filho a aprender. Cabe à mãe oferecer sempre colo certo. Cada idade pede um tipo de colo diferente — para que no futuro o adulto possa estar inteiro e saiba dar colo a si mesmo. Cabe à mãe abrir os canais de amor na percepção emocional do filho. Mostrar a força do amor que tudo pode resolver. Cabem muitos conhecimentos no coração de uma mãe e o filho merece todos eles.

Ser mãe é uma tarefa 24 horas, durante toda a vida. Que tal? Sem férias. A remuneração é o sorriso do cliente, que na maioria dos casos é extremamente exigente. Uma boa mãe está sempre trabalhando por seu filho. Seu espírito se mantém conectado através de um cordão umbilical misterioso e eterno.

Será responsabilidade sua, filha, enquanto viver, sinalizar tendências negativas de seus filhos. Auxiliar a desenvolver tendências positivas. Dar o bom conselho com muito amor e continuar educando sempre.

Assusta. Assusta um tanto. Mas o peso também fará de você um ser humano mais forte.

Outro dia, estávamos na praia e durante uma fração de segundo não te encontrei. Você saiu correndo para o balanço sem que eu visse. Meu coração disparou, o nível de adrenalina transbordou. Cadê? Filha!!! Papai correu para a água e começou a te procurar. Era uma lagoa, sem muito perigo, mas você tinha sumido de repente! Até que eu lembrei do balanço, que existia no início da praia! Lá estava você, se balançando toda contente. Nesses segundos, o tamanho da responsabilidade aparece como um tsunami invadindo o coração. É assustador. Mas depois do susto, recebemos de presente a oportunidade de sentir, no coração, imensa gratidão a Deus. Agradecendo pela saúde e integridade dos filhos podemos reconhecer que não precisamos pedir mais nada.

A gratidão no coração de mãe é um sentimento é poderoso: traz simplicidade para nossas vidas, em qualquer momento e para todas as dúvidas traz clareza; vem arrumando o emocional e põe todas as coisas em seus devidos lugares. Nos faz abaixar a cabeça perante o divino, encontrando assim, sabedoria para realizar a grande tarefa. A gratidão é um dos instrumentos da boa mãe. Deve ser usada sempre.

Então? Qual a melhor hora?

Já te vejo toda moça, cheia de batom e trejeitos, me dizendo:

- *Primeiro tenho que ter uma casa própria, ter grana.*
- *Primeiro tenho que ter uma profissão.*
- *Primeiro tenho que curtir mais a vida.*

Bobagens, filha. Ao meu ver, nada disso tem importância na decisão a respeito da hora certa. Só uma coisa você precisa fazer antes de ser mãe: é achar o pai. Vale o mesmo para os homens. Só precisam achar a mulher certa.

Penso que a coisa mais importante que uma criança precisa para vir ao mundo é o querer sincero da mãe e do pai. A harmonia do casal, a força do amor. Encontrando este tesouro, a criança já pode chegar. Está bem, filha, pode pular da cadeira!

Mamãe, os tempos são outros. Poesia demais atrapalha. Vamos cair na real. E a grana? Criança custa caro!

Calma! Não estou dizendo que grana não é importante. Chamo você para acordar para a verdadeira real. Quantidade de dinheiro é algo relativo. Uns têm a conta cheia no banco e tudo sempre faltando. E existem aqueles que, com pouco, sempre têm o que é necessário. Quero lhe falar a respeito do que é mais importante. Não é o dinheiro. Se puder ter uma tranquilidade financeira antes, melhor. Se não, virá com o tempo.

Filha, escuta, existe Deus! E cada um O compreende como pode. Mas, vamos concordar, existe um Superior. Ele, que elaborou tudo para o nosso melhor. A maternidade nos dá provas disso. Ele, como um Pai, deixou tudo arrumado. Nós não precisamos decidir a hora certa para ser mãe. Nosso corpo dita a hora! A mulher precisa ser mãe entre os 20 e 30 anos de idade.

Antes é cedo e depois é tarde. É possível administrar este cedo e este tarde, porém será mais trabalhoso. Antes dos 20 é tempo de se preparar para ser mãe, e depois dos 30, de se preparar para ver a ninhada crescer. O caminho é preparatório, nos preparamos para estar mais prontas, em condição de descobrir o movimento da vida que quer nos transformar, nos fazer crescer. Santo movimento, que sempre vem nos preparando para aprender mais.

Peraí, mãe! E se eu quiser fazer outras coisas na vida além de ser mãe?

Tempo pra tudo tem!!! Basta que cada coisa fique em seu devido lugar, quando arrumamos nossa caminhada, sabendo o valor de cada passo. Tempo pra tudo se apresenta.

O lugar de mãe é sempre o primeiro! O lugar de mãe é sempre o mais rico para nós. É onde melhor podemos crescer. É a melhor escola para uma mulher aprender a ser feliz e a caminhar mais firme.

Filha, presta atenção, olha nos meus olhos que eu vou te dizer uma verdade: ser mãe é a missão que temos a cumprir! Nossas vivências maternais são o chão que nos deram para caminhar. Umas vivem para fugir, outras para se revoltar, outras para se harmonizar, mas todas nós estamos nesse mesmo barco. A caminhada para a mulher fica mais fácil quando ela entende e aceita essa realidade! Ser mãe é o que de mais importante podemos fazer aqui na Terra. Aquela que chegar à Presidência da República dos EUA não estará fazendo algo mais importante do que trocar as fraldas de seu bebê. Aquela médica, que salva vidas, não estará fazendo nada mais importante do que dar papinha a seu filho. Todas as mulheres são mães, só que muitas ainda precisam se permitir isso.

Você tá viajando, mãe! Difícil me imaginar pensando assim...

Calma, boneca! Não precisa se assustar, nem rejeitar essas palavras. É devagar que nós podemos compreender essa realidade. É uma realidade! Mas ela espera o dia de chegarmos até lá. Chegando, seremos mais felizes. A palavra é paciência. Mesmo eu, que te escrevo, reconhecendo essa verdade, ainda preciso chegar mais na plenitude dessa compreensão. Mas..., tenho excelentes professores. Seu cheirinho, seus olhos e seu sorriso me ensinam tudo o que preciso apreender. Me colocam de volta no caminho quando, por algum motivo me iludo nos atalhos.

Sei que, quando vivemos a vida pelo caminho mais natural, respeitando o que o corpo pede, compreendendo as funções de cada idade, tudo fica mais fácil. Quando nos colocamos prontas para a missão da mulher, que é ser mãe, se dedicar, educar o filho, encontramos mais segurança, sentido. Seguindo a vida pelo caminho mais simples e natural, sentimos um apoio divino. As coisas que desejamos acontecem, o que é preciso se apresenta.

Espera, antes de encarar isso tudo aí, eu preciso curtir a vida. Me divertir. Viajar pelo mundo.

Curtir a vida? Só é problema para quem não enxerga a curtição que pode ser ter um filho. Quero deixar isso bem gravado na sua memória: o prazer que sinto em ser mãe e cuidar de cada detalhe para encher sua vida de carinho e poesia. E, pode ter certeza, ser mãe é muito divertido. Quando à tarde estamos todos dançando na sala, depois da escola... E aí começa aquela sessão de cosquinha... E o Gabriel faz aquelas carinhas engraçadas... E a Isabel ri... Tem boate igual a essa?

E a minha profissão, mãe? Minha identidade?

Ter uma profissão é importante! Estude bastante! Se for possível se desenvolver nesse campo antes de ser mãe, é bom. Mas se não for, não é fundamental.

Como assim?

Escrevo a respeito da maternidade para que você tenha uma vaga noção do que é ser mãe. Saber mesmo, só quando for a hora. Porém, basta esta vaga noção para pensar estas questões sob um outro ponto de vista.

O trabalho da maternidade na vida de uma mulher, quando ela permite que a natureza o faça, é um poder.

Um poder de transformação. Temos que ouvir e conviver com bons exemplos de mãe, e assim encontrar coragem para respirar fundo e saltar neste mar aberto, sabendo que na outra margem seremos outra pessoa, sentindo o mundo de outra forma. É preciso coragem para ir ao encontro do desconhecido.

Conhecer seu filho é conhecer a si mesma verdadeiramente. Conhecer sua própria força, sua capacidade de superação. Conhecer seus medos, vencer seus limites. Essas conquistas são de grande valor para a vida profissional.

A maternidade é uma excelente terapia, faz com que todas as neuroses caiam por terra. A realidade da vida de uma mãe finca os dois pés dela no chão. Passamos a raciocinar mais no momento presente e aprendemos a pensar mais positivo. O ritmo da criança faz com que não sobre tempo para as armadilhas da mente. O filho quer uma mãe melhor, e melhor, e melhor, e não quer esperar. Não nos dá tempo para estacionar. O tempo é de melhorar.

Muitas vezes, filha, este autoconhecimento no tranco, esse ganho de confiança e maturidade são justamente os elementos que estavam faltando para encaminharmos melhor nossa vida profissional.

Mas, dentro da condição humana, existe sempre o livre-arbítrio. Então, para que a natureza faça seu trabalho é preciso que a mãe permita. Muitas conseguem fugir, e perdem muito.

Mãe, será que eu tô pronta? Tenho medo de perder a minha liberdade.

Você está pronta para conhecer sua verdadeira liberdade? Isso pode parecer uma contradição, pois só depois de ser mãe é que compreendemos porque nos chamam de senhora. "Sem hora" mesmo, pra nada!!! Alguns dias não dá tempo nem de escovar os dentes, quanto mais sair por aí, sem lenço nem documento, "curtindo a vida". Mesmo assim, sentimos a verdadeira liberdade. Mistério da natureza!!!

É que para a mulher que se coloca no lugar de mãe é permitido conhecer a realidade da vida. E quem vive na realidade está livre. Quem vive na ilusão estará sempre preso, pois a ilusão nunca está satisfeita. Nunca está vivendo o momento presente. Fica entre o ontem e o amanhã produzindo infelicidade. E ela é quase igual à realidade, ilude mesmo, todo cuidado é pouco!!!

Quando trago a palavra realidade, aparece junto a ela um peso, uma dor. Aos ouvidos de uma jovem pode ter tom de coisa chata, fim dos prazeres, privação, vida em preto e branco. Não é nada disso e, sim, justo o oposto! A realidade é colorida, é o coração da alcachofra. A realidade é para poucos, para os reis, da corte real. A realidade pode ver quem a busca sempre.

A maioria vive na ilusão, buscando fugas e anestesias. Pensam a vida como uma eterna corrida atrás de satisfações imediatas de prazer. E a mente nunca está satisfeita, a satisfação de um desejo só alimenta o outro. A vida não é isso. É possível ser feliz!

A criança sabe disso. O bebê sabe mais, e vai desaprendendo com o tempo. Quais são as reais necessidades de um bebê? Ele só precisa do verdadeiro amor e paz. Lembra? Na essência, nós também somos assim. O que nos fez complicar tanto, exigir tanto da vida? Cuidado para não desaprender mais uma vez. Aproveite! Aprenda finalmente a viver através de seu filho. Observando as reações de um neném, encontramos uma cartilha de lições de vida. Aquele pequenino ser pode nos ensinar muito. E nós podemos, com o anjinho nos braços, cultivar melhor a nossa paz de espírito. Ter mais fé na força do amor! Podemos aprender a reclamar menos da vida e agradecer mais. Deixe que seu filho cuide de seu coração. Basta observar, que o pequeno professor ensina.

Coloque uma pessoa estressada, energeticamente carregada, na frente de um bebê. Ele chora como se tivesse vendo um monstro. Ele vê e vive na realidade. Com a maternidade, você terá a chance de aprender o que é a realidade da vida, e assim reconhecer as ilusões. Com este conhecimento, ficamos mais fortes e mais espertas que o nosso ego. As armadilhas do ego são desfeitas na raiz. Encontramos a verdadeira mulher. Com ela, a verdadeira liberdade.

Descobrimos que é possível se sentir linda mesmo estando há anos sem entrar em um salão de beleza. É possível se sentir sedutora usando xampu de jacaré e perfume de bebê. É possível ficar poderosa sem usar salto alto. Se sentir uma leoa com a unha cortada no sabugo. Ter confiança na própria aparência sem nem lembrar que existe um espelho.

O que nos faz sentir lindas, sedutoras, poderosas, mulher, confiantes é o amor. O amor incondicional que a criança emana pelos poros, que nos lava, nos purifica, nos traz sabedoria.

É bem provável que você encontre na rua um ex-amor, ou uma amiga antiga, que desperte em você competição, inveja, coisas negativas do passado. Alguém que venha para testar, te colocar diante de um espelho, verificar a sua mudança. E é bem provável que você esteja descabelada, suada e largada. Dará sorte se não estiver suja de areia, ou xixi, ou cocô, ou golfada, ou coberta de biscoito. E você, então, poderá perceber que com o filho nos braços ganhou uma segurança, uma firmeza, uma paz, uma superioridade inesperada. Se aquela pessoa antes te desequilibrava, agora desequilibra diferente ou até não desequilibra nada. Essa superioridade foi tão desejada por você antes de ter filhos. Gastava uma fortuna com roupas e artifícios para "maquiar" essa superioridade e, na hora H, ela não aparecia.

Quando uso a palavra superioridade, não estou falando de arrogância. Quem segue aprendendo com a maternidade melhora como ser humano e pode, assim, ir encontrando o valor da humildade. Digo superioridade diante de si mesma, diante das armadilhas do próprio ego, que não são poucas. É isso que chamo de verdadeira liberdade.

Como será a minha "verdadeira mulher"?

Se prepare para descobrir que sua "verdadeira mulher" ficou, de repente, igual a todas as mulheres do mundo!

Você igual à Clara, igual à Laura, igual à Isabel, que será igual à Madonna, Jurema, Iracema. Nem melhor nem pior.

Se te colocarem frente a frente com a Madonna e com a empregada da vizinha, você poderá se identificar com as duas da mesma forma. O filho como espelho da mãe, mostrando forças e fraquezas. Todas as mães no mesmo barco, na mesma luta. Diante do amor pelo filho, todas as mulheres são iguais. Foi um presente trazer para minha vida este esclarecedor sentimento de unidade. Sentir-se irmã de todas as mulheres do mundo. Sentimento que antes poderia ser apenas frase feita em livro de filosofia oriental, com a maternidade se apresenta de forma tão concreta, tão simples de perceber.

Isso não parece fácil para nós "mulheres modernas", que nascemos em um berço tão competitivo. No lugar de mãe, encontramos libertação desta competição feminina, tão inútil. Não precisamos ser mais bonitas, ter o cabelo mais liso. A lacuna de carência de amor que se buscava preencher com estes artifícios some no oceano de afeto que o filho proporciona.

A mulher que compreende os ganhos da maternidade olha para outra sem filhos e não sente vontade de trocar de lugar por nada nesse mundo. A mulher que tem visão para a grandeza da maternidade encontra nela tudo o que sempre procurou.

Será que um dia eu consigo ser assim?

Antes de ser mãe o pensamento é de que seremos instrumentos para servir. Que iremos doar nosso corpo, nosso tempo, nosso espaço. Que teremos que entregar, entregar, entregar até nos esgotar. Ilusão... Como são sofisticadas e envolventes as ilusões. Fazemos toda esta doação, sim. Muito mais do que se imagina! Porém, é uma doação para nós mesmas. No fim das contas, a mãe ganha muito mais. Os filhos ganham o mundo, a vida. Nós já temos tudo isso e os ganhamos. E, através de seus olhinhos, o sentido para toda a luta, a resposta das perguntas. O ganho é imenso. Se quisermos retribuir à altura fica difícil. Tudo que podemos fazer é pouco. Noites sem dormir, anos sem trabalhar, sem ir ao cinema... são só um troco. Resta ao coração de uma mãe uma imensa gratidão a Deus por merecer essa oportunidade de ver a vida de forma tão bela.

É. Quando for a hora, vai ser legal! Mas quando?

De novo o "quando". Agora já deu pra perceber em que nível devemos responder este "quando"? Ou ainda vai querer continuar contando tostões? A única coisa realmente fundamental para se ter um filho é o querer sincero do pai e da mãe.

É tão bonito quando um homem e uma mulher desejam um filho e com a força desse querer fazem amor. São em momentos como este que podemos ver o rosto de Deus. Sua face doce e generosa. Nós, como filhos recebendo do Pai o maior dos poderes, o de procriar. Sentimos esse Pai, que ama e confia, e nos dá chance de evoluir.

É tão bonito quando um casal decide adotar um filho. A esses também é permitido ver a cara de Deus. Talvez até de forma mais clara. Pois quem busca com mais dificuldade merece saborear o melhor. Pai e mãe são aqueles que educam, que criam. Parir é só o prólogo. A história escrevemos depois de nascer e com os personagens que estão em cena. Todas as mulheres têm o direito de ser mães. Não faltam filhos no mundo. O que precisamos é fazer nascer mais mães. Então? Tá mais perto de saber qual a hora certa para ser mãe?

Tenho medo!

É preciso coragem para mergulhar num mar de amor infinito. Um amor como o leite do peito, que quanto mais se entrega, mais cresce e mais força tem para entregar. O leite do peito depende da sucção do neném. Quanto mais ele sugar, mais leite você terá. Assim também acontece com o amor da mãe. Às vezes ela se sente desgastada, tamanha é a entrega. Então, basta chegar mais perto do coração do filho, olhar seu sorriso de criança, deixar ele sugar um pouquinho mais, que o amor se renova, triplica e vem lavando todo o desgaste, todo o sentimento negativo. É belo o amor de mãe. Muito poderoso!

É possível que algumas mulheres, antes da maternidade, tenham construído um submarino inviolável para não se molhar neste mar de amor infinito que vem com o filho. Por vezes, sofrimentos tornam as pessoas tão defendidas que elas fogem da própria cura. Saiba que toda mãe é jogada sem defesas neste alto mar de amor e aprendem a nadar querendo ou não. O amor que a mãe sente pelo filho renova o espírito da mulher. O amor cura feridas. O amor lava as mágoas. O amor purifica. O amor transforma a mãe em um ser humano melhor. Mais capaz de olhar o próximo. Mais capaz de servir. Mais capaz de ser feliz.

Mãe, como é ficar grávida? O que você sentiu?

Os sentimentos são intensos e totalmente novos. É o movimento do nascer e do morrer vibrando em sua barriga. Nascem e morrem células. Morrem e nascem novos espaços. Nascem e morrem certezas. O olhar se estica. A casa ganha novo espaço. As relações arredondam. Nova força aparece, novas fraquezas se apresentam. A barriga gera uma vibração que contagia tudo à sua volta. Vamos aprendendo a conviver com os mistérios da natureza. Eles agora se apresentam de perto, bem nítidos e por todos os lados! É uma viagem solitária, de dentro para dentro, pra dentro do centro, de encontro às origens.

Penso que o grau de evolução espiritual de um ser humano pode ser medido pela sua capacidade de servir. Servir ao próximo. O evoluído entrega seu tempo, sua atenção, sua sabedoria, seus bens materiais para auxiliar quem precisa. O mais evoluído dos seres entrega também, se necessário for, seu próprio corpo. Da mãe é exigido este nível de entrega, este grau de evolução. Temos que entregar o corpo.

As que passam a gestação com medo de engordar, medo de o peito cair, medo de perder a sensualidade, medo de perder o marido somatizam estes medos em enjoos, pressão alta etc... Mas só tem medo de perder quem não sabe o que está ganhando. Para ganhar coisas maiores é preciso abrir mão das menores, abrir espaço.

A gestação vem para nos ensinar a unidade. Abrir o canal para os ensinamentos mais altos de Deus. Uma barriga de grávida é a força da natureza materializada. É o mistério mais profundo ali, redondo, ao alcance da mão. Se a mulher aceitar, a gestação traz conhecimento do mundo espiritual até para aquelas mulheres que são bem duras, que percebem a realidade de forma apenas material.

À medida que a mulher vai vendo seu corpo esticar, se transformar diante do espelho, vai ganhando também elasticidade em sua consciência. Vai percebendo que, assim como o seu corpo, aspectos de sua vida que pareciam imutáveis podem se transformar, crescer, englobar, dar espaço a novos pontos de vista. Tudo ganha outro peso, literalmente.

Os nove meses são traduzidos no inconsciente da mulher como o tempo de sua vida. Início, meio e fim:

• No primeiro trimestre, são muitas as emoções. A quantidade de hormônios que o corpo recebe é "embriagante". É preciso paciência. É um período de fragilidades, incertezas, medos. Este é o período em que nos sentimos mais "grávidas"! Só que a barriga ainda não cresceu. Não dá para furar fila de banco, nem justificar choradeiras súbitas. Paciência! Também não será possível fazer o "tempo parar para olhar aquela barriga".

- No segundo trimestre, é tempo de se sentir mulher maravilha! Deu para perceber que o neném não escorrega ao subirmos uma escada. E vem, então, uma força extra, que nos faz sentir capazes de resolver toda a nossa vida até a chegada do bem-vindo ser. É tempo de ir à luta, fazendo o dia a dia conhecido, aditivado da alegria majestosa de uma barriga. Ficamos poderosas, maravilhosas! Capazes de sermos mães de todas as crianças do mundo!

- E os tempos finais... Plenos de intensidade! O tudo ou nada arrumando a vida, a corrida em direção à reta de chegada, onde a guerreira vai percebendo que está só.

A barriga traz a consciência da morte, tão boa e útil. Professora certa para resolver os problemas fundamentais da vida. O nascimento da criança é para a mulher uma ruptura. E quem nunca pensou em morrer, na gravidez pensa. Na própria morte e na dos parentes. Pensa também nos que já morreram. Pensa de forma concreta, assustadora. É a natureza ensinando que vem chegando mais um, do lado de lá. Que existe um lado de lá e um lado de cá. A barriga é uma ponte de comunicação entre dois mundos, material e espiritual, ensinando para a mulher o funcionamento da vida.

É aconselhável curtir bastante a barriga, pois ela deixa muitas saudades. Todas reclamam quando ela está presente e sentem falta quando ela se vai. Uma das sensações mais marcantes após o parto é colocar a mão na barriga e sentir um vazio. Como se tivessem deixado um buraco. Essa sensação é inesquecível. Permita-se sentir este buraco e depois, com calma, preencha com seus novos conhecimentos.

Tenha cuidado, filha, com sua barriga de grávida. Preste atenção! Não prenda a barriga com a respiração. Trabalhe para aceitar os medos. Negá-los pode trazer problemas de saúde durante a gestação. Todas as grávidas vivem nove meses de intensos medos e pensam que são as únicas a se sentir dessa forma. É dada a nós a oportunidade de finalmente aprender a lidar com eles. Querer negá-los é o caminho mais difícil.

Pela aceitação vem a entrega, pela entrega vem a inocência, pela inocência vem o silêncio. Silêncio interior é tudo o que mamãe e bebê precisam durante a gestação. Paz para soltar a barriga. Querer vê-la cada vez maior. Soltar o corpo nas mãos do mistério.

Ao mesmo tempo, respeitar algumas regras básicas.

Dicas da mamãe

✱ Não usar roupas apertadas.

✱ Ter boa alimentação. Sem exageros, respeitando os desejos da gravidez. O corpo sempre avisa o que está precisando ser ingerido.

✱ Tão ou mais importante do que ter cuidado com o que entra pela boca é ter cuidado com o que sai dela. Tenha boas palavras durante a gestação. Digamos que suas palavras serão a "música-tema" de seu filho. É muito importante falar positivo neste momento. Podemos falar o que é preciso, desde que seja com amor. Se não estiver podendo falar com amor, fique quieta. Ouça uma boa música e aguarde o sentimento melhorar.

✱ Óbvio: não fumar nem ingerir bebida alcoólica! Siga esta dica sempre, principalmente na gestação! O corpo deve ser compreendido como um templo. Terreno que deve estar limpo para realizar trabalhos divinos.

✱ Importantíssimo: priorizar o sono. Grávidas devem dormir cedo, antes das dez da noite. E nunca se cansar demais. Ter o ritmo do sol, acompanhar os movimentos da natureza.

✱ Dê de presente ao seu bebê silêncio. Digo silenciar os ruídos externos, mas principalmente o silenciar do ruído interno. Mantenha sua mente o mais silenciosa possível durante a gestação. Procure meditação, ioga ou qualquer outra prática que lhe capacite a oferecer este presentão ao seu filho. Presente de valor que ele carregará durante toda a vida em seu sistema nervoso.

✻ Dedique um tempinho do dia para namorar a barriga. Toque seu corpo, converse com ele. Olhe para a maravilha que está acontecendo dentro de você. Para isso, ioga é excelente. Mas, se a mulher se permitir, a intuição ensinará as posturas e os exercícios de que o corpo necessita.

✻ Dedique um tempo para ficar sozinha e descobrir que não está. Não sentirá nunca mais solidão, pois agora um pedaço de sua carne estará caminhando pelo mundo afora. Você estará para sempre conectada a este cordão misterioso de nossa evolução.

Para entender o que sente uma mulher grávida, só mesmo engravidando. Estamos falando de uma matéria que está gerando outra, é uma mágica e tanto. Um verdadeiro barato.

Se a mãe se colocar em um lugar de humildade perante o divino, poderá sentir maravilhas, ter altas viagens. A minha foi sentir a Mãe Divina soprando aquele fôlego que por vezes falta. Nossa Senhora, Mãe de Jesus, ninando seu neném, cantando contigo a mais doce melodia. As mãos de Nossa Senhora dentro da barriga, segurando o filho, guiando o caminho durante o parto. E, sentindo assim, é possível entregar seu filho a essa força, e se entregar também.

É fundamental sentir, neste momento, que também temos ãe. E por melhor que seja a mãe de sangue, só mesmo a Mãe Divina traz o conforto que precisamos nessa hora.

Pela entrega vem a alegria, vem a paz, vêm o descanso e a clareza. Com bons pensamentos e sentimentos podemos ser só paciência e amor — duas palavrinhas que, quando se tornam verdades ao coração de uma mãe, fazem qualquer bebê virar um anjinho.

E o papai, onde estava no meio disso tudo?

Quando me refiro à maternidade, insiro esta palavra dentro de outra maior, a família. É preciso que exista a família para que a mulher possa ter conforto nesse lugar de mãe e assim encontrar seus tesouros.

Peraí, e as mães que são separadas ou solteiras, têm menos valor por causa disso?

Vejo hoje em dia, (em alguns momentos até em mim mesma), mulheres reclamando por não reconhecerem o seu valor. Mas, para receber este reconhecimento não basta parir ou adotar. A Mãe, com M maiúsculo, resplandece este valor no dia a dia e sabe que o reconhecimento mais satisfatório é aquele que sentimos à noite, no exame solitário da cabeça no travesseiro.

Penso que o brilho deste valor, podem ter também as mães que por algum motivo não têm uma família estruturada. E vice-versa, já vi mulheres com marido, casa e filhos arrumadinhos, sem nenhum brilho de mãe.

Para mim não existe mãe solteira, é mais uma ilusão moderna. Para ser gerada a criança precisou de óvulo e espermatozóide, neste momento recebeu o direito de ter referência materna e paterna. Às vezes é preciso usar como referência um substituto que esteja mais perto, ou nos construir com a fantasia de alguém que nunca conhecemos, ou aprender a amar pai e mãe morando em casas diferentes. Mas, a união pai-e-mãe em nosso coração é definitiva!

Não existem regras, nem receita de sucesso para solucionar os desafios que se apresentam na vida de uma mãe. A maternidade é uma força que quando acontece, nos faz despertar, crescer, evoluir... E para ter estes resultados, a força escolhe os mais variados caminhos. Uns mais, outros menos dolorosos... Todos eles tem, no entanto, o objetivo de mostrar o que estamos precisando ver. O que é importante compreender aqui, diz respeito a seriedade do trabalho que a maternidade realiza em nossas vidas.

Se maternidade é uma força, a família é sua fonte. Com a família nós podemos ir além, ser a melhor mãe e a melhor mulher possível. É da família que nos nutrimos de fé e força para vencer as dificuldades. Quando a mulher busca ter consciência do valor da maternidade em sua vida e sabe, que com a família ficará mais forte para vencer os desafios, pode encontrar mais facilidade para superar crises de casamento, pode ter mais discernimento para fazer escolhas sempre positivas.

Mãe, como eu posso saber quem é a pessoa certa para ser Pai dos meus filhos? Isso é muito difícil...

O conselho da mamãe é para que vocês busquem reconhecer o verdadeiro amor através do coração. E para mim só existe um jeito de saber se o amor é verdadeiro:

O amor, quando é verdadeiro, constrói.

Para saber se o amor está construindo, ou não, basta esperar e examinar. O tempo mostra. O tempo é o mestre.

Nós só temos que observar. Quem está com pressa de chegar deve aprender a caminhar devagar. Examinando tudo.

O amor verdadeiro não desequilibra, não traz o caos. O amor harmoniza, traz a paz. Quando a pessoa certa aparecer, não haverá dúvidas. O amor verdadeiro não traz angústia nem incerteza. A luz do amor verdadeiro clareia nossas vidas.

Um casal, ao casar, vislumbra a união homem-mulher. Mas apenas quando chegam os filhos é que a força do casal aparece. Homem e mulher, então, casam verdadeiramente. Uma vez diante do filho é preciso que você esteja pronta para se unir ao companheiro para todo o sempre, perante a eternidade. Diante do filho, sim, o casal estará unido na saúde e na doença, na riqueza e na pobreza, na alegria e na tristeza. É um casamento espiritual, que independe do sim ou do não. Para o qual não tem divórcio. Mesmo fisicamente separados, o espírito do homem e o da mulher permanecerão juntos eternamente, refletidos na existência do filho. É uma união em que o compromisso é com a evolução. Pois o filho exige o melhor pai e a melhor mãe, o melhor casal.

O coração da família é o casal. O casal é o alicerce. O casamento é o início e o maior dos desafios. É sábio cuidar primeiro do casamento, depois dos filhos. O casal é a orientação e o refúgio de todos na família. É quem dita a harmonia do ninho. E nós somos seres dependentes de ninho. Temos que ter um ninho para o qual voltar. Que seja um ninho de amor!

Quando o casal não está bem, pode conferir, é possível que o filho fique doente. Ele é bem sensível à falta de sintonia do casal. A vibração de amor dos pais é como um escudo protetor para o filho.

Penso que o que acontece no casamento é resultado da força do amor que nasce e vem desbloqueando o emocional, fazendo uma limpeza. Com a chegada do filho este amor se potencializa, e o que era limpeza vira faxina. E como esta faxina acontece com os dois ao mesmo tempo, a sujeira sempre transborda. Mas com consciência, podemos guiar nosso pensamento para o alto e fortalecer o amor para que ele conclua a faxina. Dissolvendo nosso ego. Provocando mudanças. Nos transformando em melhores seres humanos, mais capazes de ouvir, dividir, compartilhar, amar.

Observo que os problemas de um relacionamento são na verdade um só. É aquele ponto sensível de cada indivíduo que precisa ser tocado, que precisa de evolução. O calcanhar de Aquiles, a porta de entrada dos ensinamentos. Aquele motivo pelo qual estamos vivos. A palavra viver é linda. Viver é: vim ver!!! Então, o casamento mostra aquilo que viemos ver.

Por mágica divina, ouvindo nossa intuição, podemos escolher o parceiro certo. Aquele que tem o ponto sensível exato para encaixar e entrar em choque com o nosso. Chamo de choque o resultado do encontro de um homem e uma mulher que se amam e que através do amor querem crescer.

Quem casa esperando um conto de fadas sofre muito. Quanto maior o nível de ilusão, maior o sofrimento. Quem casa esperando que o parceiro só traga conforto e alegria sofre muito. É função do companheiro vê-la tocar em sua ferida. Quem ama vê também o que não é bonito em nós. E com amor deve mostrar as verdades, exigir nosso crescimento. Tenha gratidão por aquele parceiro que faz transparecer suas fraquezas, te coloca em situações-limite e que permanece ao seu lado para aplaudir sua vitória. Não aceite o parceiro que te incentiva a fugir de si mesma, que alimenta suas ilusões, que te quer fragmentada, que te estimula a esconder fragilidades.

Os seres humanos andam tão sonolentos e embriagados, tão preguiçosos para evoluir, que a maioria dos casais não resiste nem à ameaça deste choque. O resultado é este troca-troca de parceiros do mundo moderno. O resultado são pessoas entediadas e infelizes, girando em círculos, parando sempre no mesmo ponto de suas caminhadas.

Chamo de "evolução" desenvolver a capacidade de amar e servir ao próximo. Será que é possível evoluir no Himalaia, meditando em silêncio, distante de tudo e de todos? Penso que não. Mas quem sou eu para afirmar que monges tibetanos não são evoluídos? Nunca estive lá no Tibete. Os monges devem ter outras formas de vivenciar os relacionamentos. Para mim, a evolução passa pela troca, pela exposição, pelo embate. Oportunidades que o dia a dia do casal cansa de oferecer.

Uma coisa posso dizer: em cima do muro é o pior lugar. Não é possível se equilibrar neste muro. Nele está o grande perigo, a infelicidade. Muitos solteiros, hoje em dia, não são monges, mas têm o coração trancado no Himalaia, com medo de casar e conferir esta evolução. Digo para vocês, filhas, não tenham medo de crescer. Assim que chegar a hora, devem logo se casar. Os que são casados têm a chance de trabalhar todos os dias pela própria maturidade emocional. E é através dessa maturidade, desta inteligência das emoções que vem o equilíbrio, a paz, e com ela a felicidade. Viva o casamento!

Quando você encontrar uma cueca usada de seu marido no chão, ao lado do cesto de roupa suja, agradeça a Deus a oportunidade de aumentar a paciência, evoluir.

Depois de um dia inteiro ralando com seu filho e seu amado lhe perguntar "Tá cansada de quê?", respire fundo e agradeça: que bela oportunidade!!!

Oportunidade de crescer.

Aproveite e não se iluda. Crescer dói.

Dói? E parir, dói muito?

A dor!!! É possível na vida, filha, evitar o sofrimento! A curtição em cima da dor. É possível evoluir sem ficar remexendo lixo, em autopiedade. Evoluir sem olhar para trás. É possível evoluir rápido, aprendendo rápido. É possível nascer de parto normal, sentindo uma dor natural.
Mas...
Crescer dói.
Parir dói.
E fugir dói mais.
Juro que gostaria de te descrever outra realidade. Mas a que vejo é esta.
A dor é o assunto da maternidade.
As mães têm a chance de conhecer a dor em sua origem. Saber para que, afinal, estamos aqui, onde tudo dói e já nascemos com dor? Por que tudo isso? A mãe, se buscar, responde. E, vencendo, se fortalece.
Como pode num mesmo momento existir tanta dor e tanta alegria?
Parir um filho dói, dói muito.
E é maravilhoso!
Amamentar... dói. No começo, dói.
E é o melhor da maternidade, a cereja do bolo!
Ficar sem dormir... dói.
Cantar para o filho na madrugada é revelador.

Crises de casamento com filhos no meio... dói!!!

Mas, quando vencemos, recebemos um "troféu". E este colecionar de "troféus" é a felicidade.

Ver erros na educação do filho... dói.

Mas ganhamos de presente o amanhã para melhorar.

A função da mãe é para sempre.

Dói, filha... É assim, uma obra divina.

Doeu pra mamãe e vai doer pra você.

Penso que um dia nós, mulheres, seremos melhores, pessoas melhores, mais prontas para a vida, para a maternidade. Neste dia, vai doer menos. Até o dia em que não doer nada. Mas hoje ainda dói.

Como diz minha mãe: é uma dor boa!

Só pude entender isso depois de te parir. As dores de uma mãe são um presente de Deus. É possível chegar num lugar de agradecimento à dor que se apresenta. Você vai chegar lá. A dor tem uma função divina.

Fugir da dor de mãe dói mais.

É preciso encarar a verdade.

Ter filho dói! Dói o corpo, dói o coração, dói todo o tempo.

E fugir dessa dor, dói mais...

A dor não muda, faz parte do jogo!

O que pode mudar é a forma de aceitar a dor. Você pode mudar a maneira de se relacionar com ela.

Mas como?

Deus é perfeição! É nosso Pai verdadeiro. Fez para nós esta escola perfeita, maravilhosa. Para aprendermos a lidar com tantas dores, Deus planejou uma superaula intensiva para as mães, um curso pré-vestibular compacto: ele nos deu a chance de parir, nos deu o trabalho de parto.

Como é a dor do trabalho de parto?

É uma dor bem generosa. As contrações vêm chegando, primeiro sem dor, durante todo o nono mês. Vêm nos preparando, nos fazendo prestar cada vez mais atenção na barriga, nos ensinando a respirar. Vêm crescendo num tempo perfeito, preparando todos em volta para a chegada da nova vida.

É ao nascer e respirar que o seu filho vai ganhar a vida, chegar! A vida vem pelo ar. Este momento mágico não poderia acontecer se a mãe estivesse distraída, envolvida em pequenas questões do ego. A dor nos faz acordar, transcender, entrar em contato com energias mais finas e perceber a mágica do momento. Graças à dor, podemos encontrar a sintonia certa para aprender o que precisamos. Imagina se não houvesse a dor? Penso que eu ficaria escolhendo as roupinhas do neném, fazendo minhas unhas. E tudo continuaria como está. Isso não é ter um filho.

A postura que devemos ter diante da dor do trabalho de parto é a mesma que devemos ter diante dos choques do casamento, das dificuldades da vida. Aceitar que fique na matéria a dor física ou emocional e caminhar para dentro. Se resguardar naquele cantinho de paz, intocável, inabalável, que todos nós temos, e de lá assistir ao filme de nós mesmas. Basta querer para encontrar este canto de paz. Quando agimos assim, uma mágica acontece. Através da aceitação, vem a entrega; através da entrega, a inocência e com ela a vitória. Vence o amor, nasce a criança, o casal casa. O medo se transforma em força, a dor, em amor. Vitória!

O que mais dói não é a dor física, e sim a fantasia que criamos em cima dela. A forma de conscientização do que é a dor faz uma enorme diferença. Para quem entende a dor do parto como um castigo, uma falta de sorte; para aquela mulher que diz invejar os homens por não precisar passar por isso, a dor não é suportável.

Para nós que temos a consciência da maternidade como um renascimento, uma oportunidade divina de evoluir, uma chance de cumprir a missão sagrada, um meio direto de melhorar o mundo, a dor de parto é outra.

Para a mulher que reconhece o verdadeiro significado de ser mãe, a dor do parto chega como um presente. Um presente que vem nos preparar para estar neste lugar, de mãe.

A dor não é nem maior nem menor do que cada mulher precisa para chegar a esse lugar. É uma dor divina, que nos prepara para cuidar da nova vida que dependerá de nós durante alguns anos.

Um corpo de mãe é diferente de um corpo de não-mãe. Mãe escuta melhor os sons. Mãe tem sexto sentido. Corpo de mãe tem de aguentar pequenas dores: bico do peito que racha, noites sem dormir, carregar no colo 15 quilos em movimento durante horas seguidas etc.

Quando se tem um filho, o nosso ego está em segundo lugar sempre. Isso é ótimo, coloca o ego no tamanho certo e ele passa a perturbar menos. Mãe de verdade não fica gripada, aguenta queimaduras, cortes e contusões, sem fazer cara feia. A mãe de verdade tem a matéria resistente. Seu próprio corpo fica em segundo plano diante de uma necessidade do filho.

Mãe que se coloca no lugar não pode ser fresca. Isso a dor do parto ensina maravilhosamente bem. Depois daquela dor, tudo a gente tira de letra. A dor do parto prepara a nossa matéria para estar realmente pronta a cuidar do filho.

Imagine um incêndio que obrigue a mãe a entrar no fogo para salvar seu filho. Aquela que pariu e que no dia a dia assume a responsabilidade, está preparada para entrar na labareda, se queimar toda e salvar o filho. A dor do parto tem muitas funções, uma delas é tornar a mãe mais resistente para que ela possa cuidar do neném. Questão de sobrevivência da espécie.

A dor do parto abre os canais para a espiritualidade. A mulher consciente percebe que só existe uma forma de parir: elevar o espírito a Deus e entregar a matéria. Passar todo o trabalho de parto com o pensamento elevado para que o corpo relaxe. Se o pensamento fica na matéria, o medo domina e os nervos não aguentam. Todo o tempo, ocupar a mente com orações, ligar o pensamento com o divino dentro da crença de cada um.

A dor do parto vem para ensinar a mulher a ter fé. Quem não tem, ganha a chance de em poucas horas passar a ter, através da dor do parto. Questão também de sobrevivência da espécie. Pois a mãe é aquela que traz aconchego, conforto, solução, que renova a família de esperanças. E, para encontrar essas qualidades em meio ao turbilhão da vida, só através da espiritualidade. A mulher que não tem esta luz para dar está sujeita a não conseguir harmonizar seu lar. Assim, outra pessoa terá de assumir esta função na família que é dela. O que traz grande perigo para o lar. E lares desfeitos colocam em risco a sobrevivência da espécie.

A dor do parto ensina a mulher toda essa doçura, essa entrega, essa fé. Depois de sentir aquela dor, repleta do sentimento da vitória, a vida se torna um presente, um prazer. Em momentos difíceis, a memória da dor volta, relembrando o divino, colocando a mãe neste lugar que harmoniza.

Depois de sentir aquela dor, sabemos que somos pequenos diante de algo superior. Só mesmo a força da natureza, bem maior que nós, pode fazer um neném tão grande passar por um buraco tão pequeno. Sentimos, durante o parto, a natureza vibrar, a Terra tremer, o mundo acabar e recomeçar. Tudo isso acontecendo dentro de você. Depois de sentir isso, nada mais surpreende a mulher. Essa não se abala mais com pouca coisa. Sabe que existe uma realidade maior acontecendo por trás deste teatro de pequenezas que são as nossas vidas. "O buraco é mais embaixo!" Isso a mulher que pariu sabe.

Como é parir? O que a mulher sente?

A primeira coisa que tenho a dizer: é imperdível. É bem importante estudar, buscar conhecer o máximo a respeito do parto natural, para não deixar que ninguém tire de você este direito. E aceitar, se você não estiver merecendo viver esta experiência ainda.

Qual é o desafio de um parto?

O desafio está em reconhecer Deus. O que acontece durante um trabalho de parto está sob o comando divino. Cabe a nós navegar, aceitar, obedecer, respeitar e confiar.

O desafio é reconhecer qual é o campo de batalha em um trabalho de parto. Quando uma mulher está parindo, seu corpo está ali, no hospital, sendo cuidado, mas é em seu espírito que acontece o grande confronto. O terreno de luta durante um trabalho de parto é o mais interior possível. Aparece ali, recém-nascida, a verdade daquela mulher. Quem ela realmente é e como compreende a vida. É um momento de acerto de contas com o Superior, o Grande. E cada mulher recebe o que estiver merecendo no momento.

Fazer este mergulho em si e ter certezas olhando o mar... é fácil. Por isso, Deus trouxe a dor do parto. Temos que fazer este mergulho em nós mesmas sentindo dor, muita dor. Só se reconhecendo pequena e pedindo força a Quem tem para dar.

Pude aprender, depois de parir vocês quatro, meus filhos, a ter mais respeito por Deus. Reconhecer mais o meu tamanho. E ter certeza que Ele quer sempre o melhor para mim. Hoje, vejo que cada um dos meus partos não poderia ter acontecido de forma diferente. Foi justo o que eu precisava em cada um daqueles momentos para ser melhor. A história de cada parto foi ideal. Preparou-me com perfeição para melhor receber cada filho.

Temos que respeitar o momento de uma mulher parir como respeitamos o momento em que uma pessoa está morrendo. É a vida cumprindo seus ciclos. Muito sério! O caminho é ter o máximo de respeito. Respeito para merecer receber o pouco de compreensão que nos cabe.

No decorrer da vida somos nós que agimos, fazemos nossas escolhas. Durante o nascimento e a morte, é a ação de Deus se apresentando. A mão de Deus real, trabalhando o parto. Ele nos coloca e nos tira. Esse é Seu movimento. O caminhar cabe a nós.

Sinto que você deve se defender da banalização do parto pela ciência moderna. Em busca de facilidade, segurança e dinheiro, transformaram os partos em um ato controlado e previsível. E quase conseguem convencer as mulheres que o melhor é passar desapercebido. Quando, na verdade, este é o momento de, enfim, receber o conhecimento. O grande momento de encontro com nossa verdade. Parir é nosso direito. Mas, infelizmente, hoje temos que lutar por ele.

O ser humano tem todo o tempo de uma vida para evoluir. Nós, mulheres, ganhamos a oportunidade de realizar em algumas horas o trabalho de muitos anos, ao parir. O instrumento que Deus usa para trabalhar em nós é a dor.

Podemos aguentar com tranquilidade esta dor sabendo como ela é e para que ela serve.

Dicas da mamãe para um parto natural

✻ Não fique prostrada. Tenha uma gravidez ativa de movimentos.
No primeiro filho, então, é comum achar que não podemos subir escadas ou caminhar muito. Pelo contrário, tendo saúde na gravidez, movimente-se bastante. Caminhe, caminhe... De preferência não só dentro de shopping. O trabalho de parto exige do corpo que cada poro esteja acordado, ativo. Não dá para acordar tudo de repente. Mantenha o corpo acordado durante a gestação. O exercício físico acalma o emocional. Medos e dúvidas devem ser expirados, transpirados. Ande, ande... atravesse esta ponte de não-mãe para mãe. Movimente-se para encontrar seu filho. Prepare-se para a vida de mãe, que é bem agitada. Cuide para não se assustar depois com a ralação que a criança exige.

✻ Escolha um médico consciente dos benefícios do parto natural.
Não será possível se formar em medicina durante o trabalho de parto. Se seu pensamento ficar preso aos médicos e suas razões, o medo vencerá. Deixe que os médicos cuidem da parte deles. Você estará ocupadíssima com a função de trabalhar em planos mais internos. Por isso, é essencial ter uma equipe médica da sua total confiança. Busque informações e esclareça todas as dúvidas que podem surgir durante o trabalho de parto. Confira uma a uma com sua equipe. Note como, hoje em dia, os médicos enrolam as mulheres, deixando que a maioria faça uma cesariana sem necessidade. Para eles, é muito mais fácil e rentoso. Mas, existem ainda seres humanos conscientes do diploma de medicina que carregam, querendo fazer o melhor. É preciso se pré-ocupar durante a gestação. Para não se preocupar durante o trabalho de parto. Ao mesmo tempo, escolha uma equipe e um ambiente aptos a realizar uma cirurgia em caso de real necessidade.

E, principalmente, saiba que ninguém pode ensinar uma mulher a parir. Muito menos os médicos, que em geral são seres humanos bem materialistas, com visão nublada da realidade. Ninguém ensina um ser humano a vencer seus próprios medos. Esse é um terreno que só você conhece, e só você pode percorrer. Podemos reunir boas dicas, ter até um provável mapa, mas na hora do confronto, o guerreiro está só.

✻ Aprenda a se concentrar.

Parir exige imensa concentração. Concentração para ter clareza sobre que tipo de pensamento passa em sua cabeça todo o tempo. Ter clareza para escutar as necessidades do corpo, todo o tempo. Ter clareza para administrar seus sentimentos. Ter clareza para não perder o contato com forças superiores. Ter clareza para realizar tudo isso, dentro de um hospital frio e barulhento, com médicos à sua volta banalizando tudo. Parir exige muita concentração. Não aquela concentração de franzir a testa, que só produz dor de cabeça. Chamo concentração saber estar no momento presente. Chamo concentração o sentimento de entrega, e a capacidade de observar sem julgar. Para chegar a este nível de concentração, é importante não ter muita interferência. É uma concentração fina que exige um ambiente silencioso e respeitoso.

✻ Tenha apenas um foco. Apenas uma pessoa para escutar.

Escolha uma pessoa que tenha consciência do tamanho da aventura em que você se encontra. Escolha alguém para segurar suas mãos, mas que não pretenda parir por você. Escolha alguém que confie em você, que conheça a sua força. Diga a este alguém para também procurar a mesma concentração, e fazer a própria viagem interna. Diga a este alguém a importância de boas palavras neste momento. A palavra é a única que entra na barriga e ajuda o neném a sair de lá. A palavra, neste momento, e sempre, tem enorme poder. Se usada negativamente, bloqueia; se usada positivamente, liberta, abre o caminho.

✻ Descanse entre as contrações.

Talvez esta seja a dica mais fundamental e a mais difícil de cumprir. Existem partos que acontecem em 3 ou 4 horas, mas a maioria leva 10, 12 ou mais horas para se concluir. Cansa. Nem tanto fisicamente. Cansa mais o emocional.

Temos a chance, ao parir, de verificar como a força da natureza é maternal. Só mesmo uma boa mãe criaria algo tão perfeito. Vem a dor, e vem um período para descansar. Depois a dor vem um pouco mais forte, e o período de descanso. Esse espaço entre as dores é um presentão. Sem ele, não seria possível vencer. Receba este presente! Depois de cada dor, desligue os motores. Como quem se deita para dormir. Durma se a posição permitir. Se não, mesmo de pé, silencie, apague, aconchegue seu espírito nesta cama macia, encontre o colo da mãe divina dentro de você e se entregue. Ela com carinho vai te ensinando que por mais forte que seja a dor tem um início, tem o ponto máximo e tem o fim. Tem momento de estar crescendo e de estar diminuindo. É um grande ensinamento, difícil assimilar quando se trata de dor. Aprenda esta verdade: a dor da contração passa. Nossa tendência inconsciente é achar que não vai passar e o corpo reage querendo fugir. Não! Respire, respire e fique! Fique que quem foge é a dor. No momento limite de dor, não se esqueça de que ela passa. Escreva esta frase na sua memória, piche suas paredes internas e não esqueça: "ESSA DOR PASSA!"

Sábia a mulher que consegue aproveitar todo seu tempo de descanso e se deixa despertar apenas com o anúncio da nova dor.

Em geral, nossos pensamentos negativos e nossa ansiedade nos despertam antes, roubando este precioso tempo. Se isso acontecer, abra a porta de saída para os pensamentos negativos e ansiedades. Diga que não pode recebê-los no momento. E convide-os a sair pela mesma porta por que entraram.

✻ Beba dois litros de água por dia durante o último mês.

Saber beber água é uma arte à parte. Sabia que água lava sentimento? Sabia que medo pode sair pelo xixi? Creio que bebendo dois litros de água por dia, os tecidos ficam mais moles, o corpo mais azeitado. Beba água e imagine seu neném escorregando nesse tobogã aquático.

Não é fácil beber tanta água. Escolha a água mais leve que encontrar. Ao acordar, sente numa cadeira, olhe para o litro e vá bebendo no gargalo. Só levante quando acabar. Esse é o seu café da manhã no primeiro momento do dia. Depois, beba mais meio litro antes do almoço. Meio litro depois da digestão do almoço. Não beba perto da hora de dormir e prepare-se para fazer muito xixi e muito cocô — o que é ótimo para você.

Faça do seu momento-água um momento de silêncio, de meditação. Mentalize essa lavagem de sentimentos negativos. Peça força à Rainha das Águas. Lembre-se de que seu neném está dentro de uma bolsa d'água neste momento. Junte-se a ele! Beba e mergulhe na sua garrafa de água. Água que pode proteger, que pode nutrir, que pode lavar, que pode transformar, que pode fazer nascer. Mentalize o seu neném escorregando nessa cachoeira ao nascer.

✱ **Perto da data prevista, mantenha-se equilibrada para não correr o risco de entrar em trabalho de parto já cansada.**
Tenha toda a atenção do mundo com seu corpo neste momento. Respeite a si mesma. O nono mês é o seu mês. Nenhum compromisso pode ser mais importante do que se preparar para seu filho. Como se preparar? Responda sozinha. Nenhum livro te dará a receita do bolo. Encontre um jeito de estar sempre em paz, sempre acordada, sempre pronta para o grande dia.

✱ **Coma coisas leves perto da data prevista.**
Você já fez cocô na frente de alguém? Não? Do seu marido muito menos? E do seu médico? Pois prepare-se para defecar na frente de todos, para quem quiser ver, e cheirar. Algumas mulheres fazem lavagem intestinal. Mas deve ser um incômodo maior. E querer fugir de seu cocô é querer fugir do parto. No parto, aparecerá a sua verdade. Seu cocô, sua coragem, sua fé, seu querer, sua mulher. Evite comer coisas pesadas e se liberte. Faça das tripas coração para viver este momento abençoado e de grande poder transformador para a mulher.

✱ **Só vá para o hospital quando estiver sentindo uma dor forte, evidente e ritmada.**
Essa é uma pergunta que todas as grávidas querem calar. Quando ir para o hospital? Aumente o volume da sua intuição. Diga a verdade ao médico e confie nele. Não exagere nem diminua, procure exatidão ao descrever os sintomas. Dor é dor. Duvida se dói, não é dor. Com pouca dor é cedo. Na primeira dor forte, siga para a maternidade. Claro, tenha bom senso. Considere a distância até o hospital, provável trânsito, essas coisas... Se der a sorte de o neném escorregar e nascer no boxe do banheiro, como já escutei um caso, ótimo. Mas não considere a exceção como regra. Na dúvida, espere

mais meia hora, espere mais uma hora. Chegar cedo demais no hospital pode atrapalhar as coisas. De modo geral, espere a dor te mandar para lá. Mas cada caso é um caso. Como já disse, escolha um bom médico e confie nele. Deixe que o médico cuide do seu corpo e desde já seja responsável pela administração dos seus sentimentos. Esse trabalho deve ser feito em todo lugar e sempre. Concentre-se. Veja como está seu nível de medo. Sua ansiedade. A melhor forma de lidar com estes sentimentos é observá-los com carinho e aceitar. Através da aceitação conquistamos um distanciamento da matéria. Conquistamos um retorno da mente ao centro. Equilíbrio emocional é tudo que uma mulher precisa para parir.

✽ Fale com Deus perto da data prevista.

Sinto que o canal mais aberto para falar com Deus é através da gratidão. Antes de ceder ao primeiro impulso de pedir, agradeça. Agradeça a oportunidade de ser mãe, a saúde de seu filho, a sua saúde. Fale com Deus em voz alta. Perca o pudor. Mesmo que você não tenha fé neste momento, pelo seu filho, encontre um canal com Deus — essa força organizadora, superior, que multiplicou sua carne em outro ser humano. Experimente falar com Ele. Essa força superior está perto, está dentro. Como poderia realizar tantas mágicas de longe? Fale com o divino. Vai precisar deste canal aberto durante o trabalho de parto.

✽ Reconheça o poder da palavra.

Depois de perder o pudor com o divino (para tudo há uma primeira vez, não é?), reconheça a natureza das palavras. O que é a palavra falada? São pequenos barcos de sentimentos. Navegando nas palavras é que circulam as energias. A palavra é um meio de ação das forças superiores, neste nosso plano material. Tenha consciência do instrumento que tem, e utilize-o com responsabilidade.

No trabalho de parto ficamos muito sensíveis aos planos energéticos. Uma palavra mal colocada pode nos afetar como uma punhalada nas costas. Tenha à sua volta pessoas com esta consciência. Não queira ouvir no meio do seu trabalho de parto: "Será que ela vai aguentar?" O que você merece ouvir é: "Dor passa. O neném vai nascer fácil. Confio em você. Conheço sua força. Pense em Nossa Senhora. Se entregue. Tudo ficará bem!" Mesmo durante a dor, pense na alegria de ver seu filho nascer, pense na saúde, sinta o amor que já existe, agradeça.

Mais do que ouvir, o que você precisa no seu trabalho de parto é aprender a falar. Reconheça a potência da palavra. É a pá que lavra! Que abre o caminho! Fale em voz alta. Fale antes, para sentir depois. Ponha para fora o que quer e isto retornará para você. Fale: "Eu vou conseguir. É fácil. Dor passa. Dor passa. Obrigado, Senhor, por esta oportunidade. Quero força, quero luz. Que felicidade, meu filho chegando. Vou conseguir. Estou conseguindo. Eu posso. Está nascendo." E, principalmente, fale com seu neném. Ele quer sua voz, seu carinho. No amor pelo filho, está toda a força que a mulher precisa encontrar nessa hora.

Tenha um querer sincero para conseguir o parto natural. Para dar firmeza a este querer, estude, informe-se. Não faltam pesquisas nem depoimentos que comprovam as vantagens do parto natural. Na hora H saiba que quem decide não é você. É um jogo a dois. Não se sinta culpada nem vitoriosa sozinha. Na história de cada parto encontramos o misterioso trabalho de Deus. Dando a nós sempre a melhor escola, o melhor jeito de ensinar o que é preciso. Com o tempo, estudando, podemos compreender a lição que cada parto nos trouxe. Seja lá qual for a história do seu parto, curve a mente em direção ao coração, abaixe sua cabeça, e agradeça. Tenha paciência. A compreensão, essa chega com o tempo.

O que exatamente mudou pra você depois que eu nasci, mãe?

Toda mulher descreve a sensação de que, ao sair da maternidade com o filho nos braços, vê um outro mundo. Tudo é diferente, as cores, os sons, o ar que respiramos. Parece que respondemos agora a uma outra lei da gravidade, na qual as coisas têm pesos diferentes. A mudança acontece quanto pegamos o bebê nos braços, e sentimos — este é meu filho! Minha responsabilidade!

Toda essa mágica acontece da mesma forma para mães que adotam filhos. A maternidade é um direito de todas as mulheres.

O que acontece com a mãe é simples, e ninguém vê:

A MÃE NASCE JUNTO COM O NENÉM.

Frase que pode ser lida como palavras de efeito, mas que tem intenção de descrever algo que literalmente acontece. É como se tivéssemos agora um corpo diferente, um corpo de mãe. É um segundo nascimento.

Existem muitas teorias, livros, pensamentos, estudos sobre como devemos cuidar de um neném. O que fazer no parto, nas primeiras horas, no primeiro mês. Vários sentimentos que o bebê pode ter e como devemos lidar com eles. Que roupa ele deve usar. O que deve comer. E pouco se fala de como devemos cuidar da mãe — o que é essencial para o bem-estar do neném, já que o pequeno ser sai da barriga mas permanece energeticamente conectado à mãe por muito tempo.

No início, o bebê precisa mais da energia da mãe que do próprio leite. Se as duas necessidades forem satisfeitas no mesmo bico, "show de bola", "show de bico".

Se a energia materna for de amor, de paz, de gratidão, de luz, o bebê ficará ótimo. Se for uma energia contrária à paz, o bebê não ficará bem. Portanto, temos que cuidar da pequena mãe que está nascendo, ela precisa do alimento correto, do ambiente propício para crescer e se desenvolver. Ela também é uma recém-nascida e terá que aprender muitas coisas.

Ela pode ter nascido de parto normal e estar mais forte ou pode ter nascido de cesariana e levar mais tempo para se equilibrar. E pode também não ter nascido ainda e estar causando forte desequilíbrio em tudo à sua volta.

Quando uma mulher tem o parto normal as forças da natureza fazem a mãe nascer de forma intensa, porém natural, no momento exato. Foi com grande generosidade que Deus nos deu a chance de nascer junto com o filho através da dor do parto. Quando partimos para a cesariana, as forças da natureza perdem esse espaço e irão procurar outra forma de fazer nascer a mãe. Essa forma pode ser mais sofrida, já que estará acontecendo num momento não mais tão natural. Existem mulheres que têm tanto medo deste renascimento que driblam a natureza, trazendo sofrimento, principalmente para si mesmas.

Essa mulher que tem medo das mudanças que a maternidade está provocando e inocentemente acha que pode fugir; essa mulher que usa todos os artifícios para "sair dessa" o mais rápido possível simplesmente não nasce. E para a "alegria" dessa mulher, a sociedade moderna criou mil artifícios, todos com explicações lógicas para que esta "fast-mãe" passe deste "problema" pra uma "solução", totalmente iludida. Artifícios que se apresentam belissimamente embalados com a lógica moderna, bem bolada e irresistível. É um shopping de soluções fantásticas. No futuro, mães frustradas e filhos imaturos que paguem a conta.

Para inseguranças da gestação? Consumo e, lógico, dietas! E para tudo existe remédio. Para o parto? Cesariana, com direito a escolha do signo. Dores pós-parto? Mais analgésico e tome televisão. Para os seios? Pomadas milagrosas e, depois, plásticas. Para constar no currículo, amamente só dois meses e pronto, acabe com isso! Para que amamentar? "O leite do peito é tão fraco e o pozinho tão nutritivo." Para o neném não faltam ofertas: berçário, enfermeiras, babás full-time, mamadeiras, chupetas, açúcar, televisão. Para angústias da mãe: trabalho fora de casa, álcool, Lexotan etc. Para angústias do filho: creche aos três meses e, depois, inglês, natação, computação, alemão, balé, jazz, música, capoeira. De preferência, tudo ao mesmo tempo para que ele fique bem cansado.

Assim vai, o tempo passa, a criança cresce e essa mulher não nasceu. Se arrumou para a cesariana como quem foi a uma festa, não sentiu dor, não amamentou, deixou tudo voltar a ser como antes. E a maternidade é um presente para transformar nossas vidas para melhor. Temos que engravidar querendo não mais ser como antes, querendo ser mães.

Quem mais perde com essa mulher que se recusa a nascer é ela mesma. O bebê vai deslocar o afeto, ele está com toda a pulsação da vida nas veias, supera qualquer coisa. A mulher não. Nunca mais terá esta grande chance. A relação de confiança e respeito começa a ser fundamentada bem no começo, com o bico do peito, com olho no olho, com o colo da madrugada... Não vai dar para querer construir confiança aos 15 anos, e cada um colhe o que planta. Assim eu creio e assim venho semeando meus frutos.

Fazer nascer a mãe significa imbuir-se do sentimento de entrega. De fé na vida. Estar receptiva, humilde, aprendiz. Significa se sentir um canal, sem bloqueios. Um canal para a Luz Divina, para as forças da natureza, para os ancestrais ou qualquer nome que em seu coração se traduza em mistério. Canal para o leite que quer descer. Canal para o filho que quer sua paz, seu silêncio. Canal para a Mãe superior. Força que abençoa, que cuida, afaga.

A maternidade, para mim, é uma religião. A casa, o meu templo, e o filho faz o menino Jesus nascer no coração a cada instante.

Para a mãe nascer é simples, basta estar presente, com todo o ser, a cada momento. Sem estar indo, ou voltando, presente no momento. E assim poder observar o filho. Deixar que ele faça o parto da mãe dentro de você.

Para deixar nascer a mãe, é preciso estar inocente como a criança. Procure não ter ideias preestabelecidas sobre como agir. E não deixe que queiram te ensinar a ser mãe. Descubra junto com o seu filho. Mesmo que erre um pouco, aprenda para sempre. Descubra que mãe você é, descubra quem é seu filho. Permita tempo para isso.

Ninguém pode nascer por você, pequena mãe. E tenha calma, você se mudou para outro lugar, o lugar de mãe. Esta mudança pode ser ensaiada na gravidez, mas só acontece mesmo quando o neném sai da barriga. Ou, então, ao assumir um compromisso de adoção.

Nesse outro mundo, neste outro lugar, existem outro valores. Pode ser que seus valores no mundo anterior sejam bem parecidos, pode ser que sejam bem diferentes. Seja lá qual for a distância da viagem, o lugar será sempre novo.

Esta viagem é um transatlântico no primeiro filho e diferente com os outros, mas ela sempre acontece.

E aos poucos vamos aprendendo — o filho é o professor —, a assumir este lugar de mãe, a reagir deste lugar de mãe, a pensar deste lugar de mãe, a ser mãe. Não se cobre nascer sabendo. Ninguém nasce sabendo ser mãe, e vamos partir ainda aprendendo.

E amamentar, mãe, é bom?

Para algumas mulheres, a amamentação acontece naturalmente, sem chegar a ser uma questão. Mas para uma grande parte delas, amamentar é um drama: o bico do peito racha até sangrar, o leite não desce, o peito empedra, o neném não consegue sugar etc. Qual é a diferença entre estas mulheres?

A maternidade nos coloca diante de muitos sacrifícios, físicos e psicológicos. É essencial saber para quem estão sendo feitos estes sacrifícios. Para o neném? Para a família? Por que outros querem que assim seja? Por que o médico pediu? Não! Todo o sacrifício a mãe faz para si mesma. É bem egoísta mesmo. Quem ganha mais com o parto natural é a mulher, quem ganha mais educando os filhos é a mulher, quem ganha mais amamentando é a mulher.

Penso que para a mulher que dá o devido valor ao lugar de mãe, amamentar possa ser mais fácil. Para quem pensa que ter filho é tirar umas férias de quatro meses, e se cobra acertar sempre, leva susto com as dificuldades da amamentação.

Para a mulher sábia, amamentar é o melhor da festa. Dentro do lugar de mãe, a cadeira de amamentação é o trono da rainha. Os benefícios para o neném são conhecidos e a mãe lucra mais ainda:

- Vi pela minha experiência que, amamentando, a mulher emagrece mais fácil.

- Tem menos trabalho com a criança. Não faltam pesquisas que comprovam o quanto o leite materno traz de saúde aos nenéns.

- Nosso Pai celeste pensou em tudo, até em facilitar para nós o movimento da cozinha nestes primeiros meses. São muitas as preocupações do início. Amamentando, temos menos um trabalho: a alimentação está garantida da melhor forma. Isso simplifica tudo! Pegue seu neném nos braços, de peito aberto, e estará pronta para enfrentar o mundo.

- O tempo que temos enquanto amamentamos é precioso. É um tempo que, bem usado, pode ser muito útil. Deixe seu neném mamar e aproveite para se alimentar também. Se alimentar de si mesma. Feche os olhos, respire, relaxe e procure se examinar. Saber como andam seus sentimentos, seus pensamentos. Organize seu dia, sua casa, suas palavras... Tudo nesse tempo mágico, sentada em seu trono de mãe.

• Os benefícios são inúmeros, mas, mesmo assim, as mulheres ainda precisam ser convencidas. Uma vez convencida, reúna todo o seu querer e siga as dicas da mamãe.

Dicas da mamãe sobre amamentação

✿ Prepare o bico de seu seio durante a gestação. Nos primeiros três meses, cada vez que sair do banho, esfregue com a toalha para que o bico fique menos sensível. Cuidado nos primeiros meses, pois muito estímulo provoca contrações no útero. Aos poucos, vá graduando este estímulo. Passe para uma toalha mais áspera e depois para uma bucha vegetal. Durante este trabalho, vá reunindo o seu querer amamentar, vá estudando os benefícios e ensine ao seu bico a importância desta vitória.

✿ Para quem tem o bico para dentro, uma boa dica é pegar um sutiã, fazer um furo e usar no dia a dia, assim o bico pula pra fora.

✿ O sol é fundamental. Dê seu jeito de pegar sol neste bico, é o que realmente fortalece.

✿ Uma vez que o bico esteja pronto, prepare o espírito. Sempre que possível, medite com a seguinte imagem: seu neném mamando, o leite jorrando, você gostando. Veja, sinta, molhe de leite os seus pensamentos.

✿ O começo é mais difícil, quando o leite ainda não desceu. Vemos apenas o colostro, uma secreção amarelada, que parece não alimentar ninguém. Mas a natureza é perfeição. O colostro é o mais completo dos leites e ideal para os primeiros dias de vida do seu anjinho. O importante é buscar tranquilidade, sabendo que o que é preciso já foi feito. Confie, fique em paz e deixe o neném sugar você ao máximo. É ele quem chama o leite!

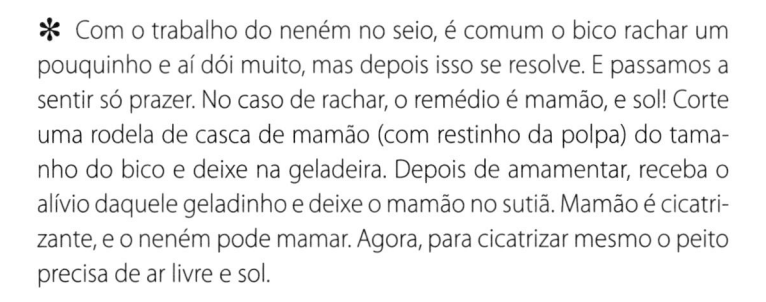

✽ Com o trabalho do neném no seio, é comum o bico rachar um pouquinho e aí dói muito, mas depois isso se resolve. E passamos a sentir só prazer. No caso de rachar, o remédio é mamão, e sol! Corte uma rodela de casca de mamão (com restinho da polpa) do tamanho do bico e deixe na geladeira. Depois de amamentar, receba o alívio daquele geladinho e deixe o mamão no sutiã. Mamão é cicatrizante, e o neném pode mamar. Agora, para cicatrizar mesmo o peito precisa de ar livre e sol.

✽ Cuidado com a alimentação, principalmente nos primeiros meses. Nada de cafeína e condimentos fortes. Coma comida! Boa e nutritiva! Amamentar dá fome mesmo. Nada de pensar em emagrecer agora. Sua ginástica com o neném será suficiente. Coma! Claro, evite os engordativos, mas os nutritivos, coma! O alimento será a matéria-prima de seu leite.

✽ A melhor dica que tenho para te dar é BEBA ÁGUA! Não meça por copos, meça por litros. Tenha uma garrafa sempre cheia ao seu lado e beba o máximo que conseguir. A resposta é imediata. Beba seu litro e sinta o peito encher. A máquina é perfeita, mas precisa de combustível e lubrificação. Comida e água.

✽ A água pode ser substituída por suco de maracujá bem fraquinho. Acalma mãe e neném. Pode ser chá gelado ou qualquer líquido em quantidade que consiga beber.

✽ Nada disso funciona se a mulher estiver estressada. Por isso, dê seu jeito de agradecer a Deus e relaxar!!! Para poder dormir. A máquina precisa de sono para funcionar. Não daquele sono de uma noite inteira, que você só vai rever daqui a uns dois anos. Durma de pouco em pouco, junto com o neném. Encontre um jeito, e durma. A prolactina, hormônio responsável pela lactação, concentra sua produção durante o sono.

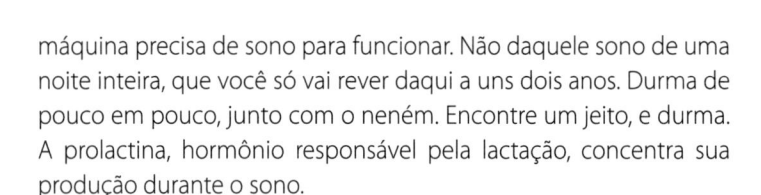

✽ Acostume seu neném a pegar as duas mamas e sempre voltar a mamar naquela que parou. Desta forma, estará oferecendo sempre o melhor leite a seu filho. É como se cada mama fosse um copo de leite. No fundo, está o leite mais concentrado, mais forte, e em cima o mais ralo. Quando o bebê volta a sugar na mama que deixou da vez anterior, está consumindo este leite mais nutritivo do fundo, que foi puxado para cima. Uma dica boa é usar um anel, que você pode mudar de mão e assim lembrar em qual mama o neném parou.

✽ Para peito que empedra: primeiro um pouco de calor úmido para amolecer, depois bastante gelo para diminuir a produção! No início, estamos sujeitos a acordar no meio da noite, com febre e o peito duro igual a uma pedra. Acalme-se e faça o seguinte: entre no chuveiro bem quente e retire um pouco do leite com as mãos para aliviar. Depois, coloque compressa com bastante gelo para que o peito produza menos leite. E paciência, que logo a produção se equilibra com a necessidade do neném.

✽ Para que venha o leite, a mulher não pode estar com a musculatura do corpo tensa. É preciso abrir canal para o leite. Conseguimos este relaxamento através da respiração. Se conhecer alguma técnica, use. Se não, basta respirar fundo algumas vezes, prestando atenção neste movimento. Desloque sua atenção para a respiração enquanto estiver amamentando. Concentre em soltar pela expiração toda a sua tensão. Respire durante a amamentação. Sinta a maravilha de estar agora respirando o mesmo ar que respira seu tão esperado filho. Solte suas emoções neste ar.

✽ Existe sempre uma amiga por perto que já amamentou. Peça ajuda! Às vezes, uma pequena dica de como segurar o neném de maneira diferente pode mudar tudo.

Mãe, o que é a shantala?

A shantala é uma massagem para se fazer nos bebês. Um ritual de massagem simples, delicioso e poderoso. Saúde pura!

Era uma vez um obstetra francês chamado Frederick Leboyer, que encontrou um jeito de ser poeta e médico ao mesmo tempo. Dedicou sua vida a estudos relacionados ao parto natural. Escreveu livros fantásticos. E em uma viagem à Índia, numa favela de Calcutá, encontrou uma moça paralítica fazendo esta massagem em seu neném. Ficou maravilhado, pediu autorização e acompanhou esse ritual de amor entre mãe e filho durante algumas manhãs. Depois fotografou e escreveu um livro, que tem o nome da jovem mãe: *Shantala, uma arte tradicional — Massagem para bebês.*

Assim, o mundo aprendeu esta prática milenar que na Índia nem nome tem, de tão internalizada que está na vida das mães. Assim, eu pude ter a alegria de praticar nos meus quatro bebês e ver comprovados os efeitos benéficos dessa maravilhosa massagem.

Dicas da mamãe sobre a shantala

✤ Primeiro, faça uma pesquisa a respeito da importância da shantala para a saúde do seu bebê. Ficará impressionada de ver o quanto as suas próprias mãos podem auxiliar no desenvolvimento de seu filho.

✤ Comece com 15 dias de nascido. Primeiro de roupinha, sem fazer os movimentos que exigem a criança estar de bruços, depois do primeiro mês, faça todo o ritual.

✤ A shantala é um exercício para o nosso bom senso e a nossa intuição. A mãe deve despertar a sensibilidade para descobrir a melhor hora e o melhor jeito de realizar a massagem.

✤ Óleos com base vegetal sempre! De coco, camomila ou calêndula. O óleo de amêndoas só é indicado no inverno, e quando está bastante frio.

✤ Aprenda em uma boneca a sequência dos movimentos, durante a gestação. Na hora da shantala, tudo deve fluir como em uma dança. Seu filho não vai esperar que você consulte livros.

✤ A shantala deve ser feita sempre no mesmo horário. O melhor é pela manhã, aproveitando os raios de sol que entram pela janela. E até, com o bebê maiorzinho, a massagem poderá ser realizada ao ar livre. Mas, descubra em que horário seu filho aceita melhor.

✱ O bebê não pode estar de barriga muito cheia, nem com fome nem com sono. O ritual consiste em: primeiro a massagem, depois banho, em seguida mamar e dormir. Pode ter certeza que ele dormirá algumas horas seguidas, bem tranquilas. Isso nos auxilia bastante a organizar o dia.

✱ Escolha uma música tema. Bote a música quando começar a preparar a massagem. Tudo deve estar pronto: o óleo, o banho, o berço, para que nada interrompa a "dança". Tocar a mesma música é importante, porque através do som o neném também vai se preparando. Reconhecendo o que virá a seguir.

✱ Se o neném chorar muito ou ficar com soluço, interrompa. Procure uma solução, procure outra. Se não der, espere um outro momento. A massagem não deve ser forçada. A força vem em nós, para não desistirmos. Uma hora, você pega seu filho de jeito e ele verá o que é bom.

✱ A shantala é um namoro para mãe e neném. Muitas vezes, ficamos tão envolvidas nos cuidados do dia a dia, que esquecemos de olhar nosso filho nos olhos. Ele precisa desse contato, e você também. É o momento de conversar com ele. Tranque o quarto! Este momento é só de vocês dois. Chore se estiver triste, ria se estiver alegre. Mostre como você está e deixe seu filho também se expressar. E, se puder, se deleite naquele silêncio transcendente, cheio de paz, que por vezes aparece.

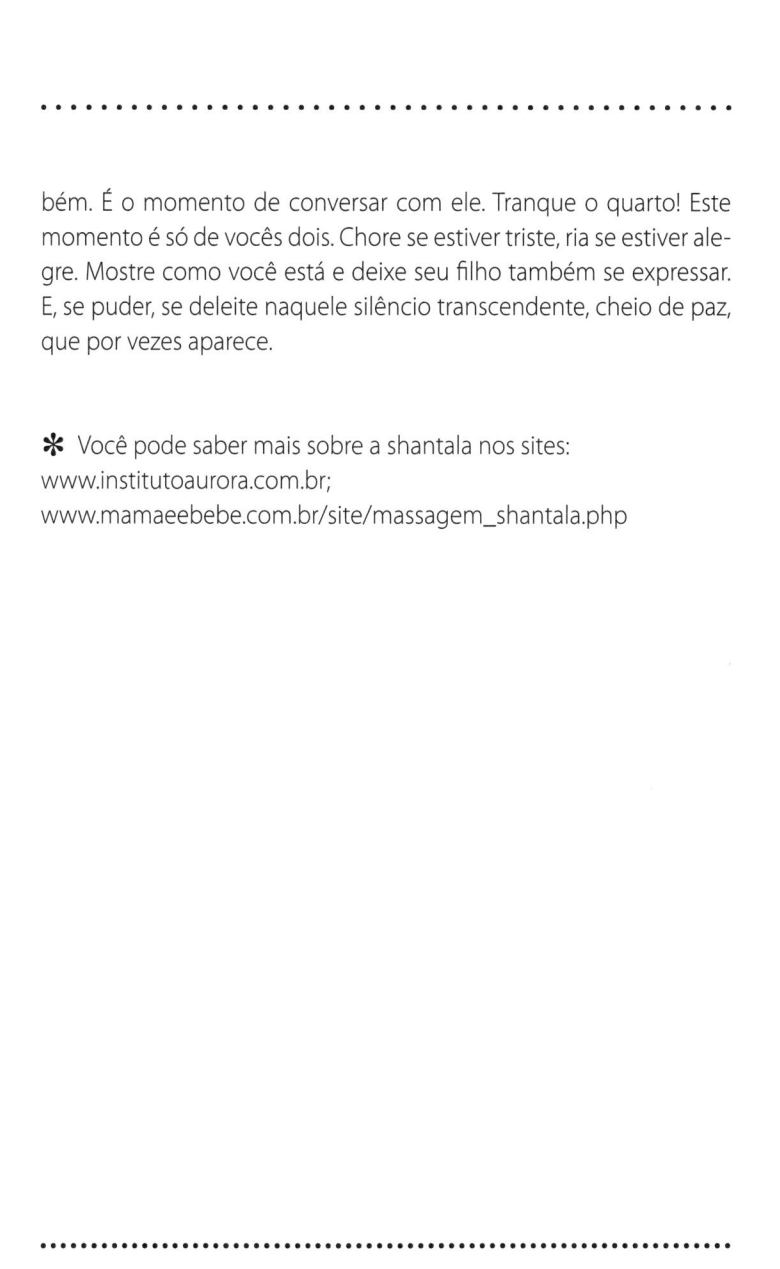

✻ Você pode saber mais sobre a shantala nos sites:
www.institutoaurora.com.br;
www.mamaeebebe.com.br/site/massagem_shantala.php

Mãe, por quanto tempo a mulher deve estar totalmente entregue ao filho?

Tem medida a entrega? Alguém ama com metade do coração? Ou dá apenas metade do salto?

Quando engravidei da minha segunda filha, mesmo os mais íntimos me disseram: "Sua vida vai parar!" Minha vida vai parar? Mas eu estou grávida, fazendo a vida continuar. Faço questão de levantar esta bandeira. A bandeira da vida!

Dar à maternidade o seu devido valor não é fácil. Os tempos modernos fazem com que este valor esteja perigosamente em baixa. Abrir mão de máscaras e rótulos e simplesmente ficar em casa cuidando do filho é uma tarefa de extrema coragem. Coragem diante de nós mesmas. Coragem diante do tempo. É a chance de, enfim, aprender a buscar felicidade no ser, simplesmente, e não no ser algo para que outros vejam.

Penso que, se uma mãe não tem disponibilidade de se dedicar ao filho nos primeiros anos, é melhor adiar o projeto. Mas... o corpo espera? O tempo para?

É fácil conseguir que outros te deem uma licença-maternidade. Está escrito na lei. Difícil é conseguir dar licença para a maternidade ganhar os espaços em nossa vida. Não vale se iludir, é uma licença que teremos de dar durante toda a vida.

Muito se fala sobre quanto tempo uma mãe deve parar em função do filho. A vida toda? Até tirar a fralda? Até saber falar? Até saber pensar? Até casar? Vamos primeiro mudar esta palavra. Parar? Um filho movimenta tudo em você. Quanto tempo uma mãe deve estar fisicamente grudada no filho? Será que é este o melhor jeito de perguntar? Uma mãe pode estar fisicamente presente e sem o coração presente no que faz, ou infeliz por estar ali. Será que isso funciona? Penso que é mais proveitoso uma mãe infeliz presente do que uma mãe ausente. Essa barreira da mente infeliz a criança encontrará um jeito de vencer e curar. Se a mãe aguentar ficar. Com a mãe ausente, o trabalho misterioso de evolução que ocorre entre mãe e filho não acontecerá.

Quanto tempo, então, uma mãe deve ter dedicação total ao filho? Quatro meses, um ano, dois anos, cinco anos, sete anos? Cada uma sabe de si.

Devemos ficar o máximo de tempo possível para nós. E podemos aumentar esse tempo, reconhecendo o valor da maternidade em nossas vidas. Quando um ser humano é capaz de se doar para outro, uma mágica acontece. É o amor se materializando. Na gestação, somos forçadas a doar nosso corpo, e por isso sentimos tanta grandeza, tanta alegria. Continue se doando depois que seu filho nascer. Doe suas coisas mais queridas, como na gestação. Doe seu tempo, doe seu espaço, doe sua atenção, doe suas crenças, doe sua prioridade, continue doando. Não perca tempo se sentindo roubada, doe antes que este sentimento apareça. Doar nos faz sentir nobreza no coração. Não permita que roubem de você essa oportunidade. Não estamos falando de uma vida toda, apenas do início de uma. Não seja cega diante do tempo. Doe dois anos, doe quatro, doe cinco. Serão apenas um troco na hora de fechar as contas.

E agora, mãe? Depois de dez anos se dedicando a nós, você voltou a trabalhar...

Agora, com vocês um pouco maiores, já posso pensar em trabalhar "nas folgas". O trabalho com vocês é o mais importante e o maior dos desafios. Ser mãe verdadeiramente é minha opção de vida. Nem sempre as pessoas entendem isso. A sociedade de hoje valoriza trabalhos com resultados imediatos. Educar os filhos é um investimento a longo prazo.

Educar um filho é o mais difícil dos empregos. Onde somos patroas de nós mesmas e impossibilitadas de pedir demissão. O salário é o sorriso do cliente, e este é superexigente. Pune os erros com rigor. Ainda por cima, não temos nenhuma garantia de resultado. O que podemos é garantir a tranquilidade de saber que estamos fazendo melhor possível.

A maternidade, para mim, está em primeiro lugar, tem o valor mais nobre. Estou empenhada em ajudar a resgatar a nobreza desta função, deste lugar de mãe! Colocar no mundo quatro pessoas emocionalmente equilibradas e bem-educadas, esta é minha missão. Agora, me diga que trabalho pode ter mais "voz na sociedade" que este?

Hoje, quando me perguntam minha profissão, respondo com satisfação: Profissão Mãe!

AGRADECIMENTOS

Este livro tem duas madrinhas. Uma é a editora Helena Carone, que abraçou o projeto com amor de mãe! E a outra é minha amiga Cristina da Luz, que me presenteou com sua iluminada revisão.

Este livro foi composto em
Adobe Garamond Pro, Myriad Pro e AnAkronism.
Impresso pela Ediouro Gráfica sobre papel offset 120g
para a Agir em abril de 2009